Dem Förderer der vorliegenden Ausgabe

Herrn Dr. med. Martini

Königl. Sächsischem Hofrath,
Vorsitzenden des ärztlichen Bezirks - Vereins Dresden,
Oberarzt am Stadtkrankenhause

in grösster Ergebenheit

gewidmet.

ISBN 978-3-662-39333-8   ISBN 978-3-662-40374-7 (eBook)
DOI 10.1007/978-3-662-40374-7

Vorrede zur 5. Auflage.

Kurze Zeit vor dem Hinscheiden des hochverehrten Prof. Dr. Richter sprach er mir gegenüber sein Bedauern aus, dass sich wohl schwerlich Jemand finden würde, der nach dem Erscheinen der neuen Pharmacopoe, welches er nicht mehr erleben werde, sein Arznei-Taschenbuch einer Revision unterziehen möchte. Als dann die Pharmacopoea Germanica editio altera eingeführt wurde, erwartete ich, dass von anderer Seite Richter's letzter Wunsch erfüllt werde. Doch als dieses nicht geschah, und mich mehrere befreundete Aerzte versicherten, dass eine Neubearbeitung des Werkchens sehr erwünscht wäre, machte ich mich frisch an die Arbeit, zumal ich mich der Rathschläge und Wünsche des Vorsitzenden des Dresdener „Aerztlichen Bezirks-Vereins", des Herrn Hofrath Dr. Martini, dankend zu erfreuen hatte und meine Erfahrungen einer 36 jährigen pharmaceutischen Thätigkeit mich leicht etwaiger Schwierigkeiten überheben konnten. — Die originelle Klassifikation der Medikamente ist strengstens beibehalten, und nur die nothwendigen Aenderungen in der Zusammensetzung der Präparate soweit die Ph. G. solche vorgeschrieben, gemacht. (Wo Ph. G. kurz angedeutet, ist stets die Pharmacopoea Germanica editio altera gemeint.)

So darf ich denn hoffen, dass die vorliegende 5. Auflage in den betreffenden Kreisen sich derselben freundlichen Aufnahme zu erfreuen haben werde, als seine Vorgänger.

Ehre dem Andenken Richter's!

Dresden, im Mai 1885.

Fr. Bachmann.

Inhalt.

			Seite
I. Klasse:	Mittel aus den Metalloiden		1
II. „	Saure Mittel		7
III. „	Alkalisch-erdige Mittel		13
IV. „	Salzige Mittel		19
V. „	Metallische Mittel		25
VI. „	Eiweiss- und leimartige Mittel		43
VII. „	Mehlige und schleimige Mittel		44
VIII. „	Zuckerige Mittel		47
IX. „	Fette Mittel		50
X. „	Spirituöse, ätherhaltende und brenzliche Mittel		54
XI. „	Aetherisch-ölige Mittel		60
XII. „	Harzige Mittel		73
XIII. „	Scharfe Mittel		79
XIV. „	Narkotische Mittel		97
XV. „	Bittere Mittel		112
XVI. „	Gerbstoffhaltige Mittel		118
XVII. „	Diverse		123

Beilagen.

I. Mittel, vorräthig in grösseren Apotheken . 126
II. Magistralformeln und Recept-Beispiele . . 137
III. Körper-Maasse 152
IV. Maximaldosen 154
V. Gifte und Gegengifte 157
VI. Saturations-Tabellen 163

Alphabetisches Sachregister 164

I. KLASSE.
Mittel aus den Metalloïden.

A. Wasser.

§ 1. Aqua communis, *Aqua fontis s. fontana*, Wasser, gemeines Wasser, Brunnenwasser. Ein möglichst reines Quell-, Fluss- oder Brunnenwasser. Nöthigenfalls durch Kohlen und Sand filtrirt (*A. c. filtrata*), bes. zu Mixturen. In Ph. G. weggelassen.

§ 2. Aqua destillata (*simplex*), destillirtes Wasser.

§ 3. Wässrige Excipientia der Ph. G. ed. alt.:

a) **Aquae destillatae**, destillirte Wässer: Aq. amygdalar. amar. diluta, cinnamomi (simpl.), florum aurantii, foeniculi, menthae crispae et piperitae, rosae. Alle übrigen dest. Wässer sind meist als aquae concentratae vorräthig und werden vor Dispensation $1+9$ verdünnt.

b) **Infusa**, Aufgüsse, werden (wenn der Arzt nicht Anderes anordnet) aus 1 Theil der Species auf 10 Th. Colatur bereitet. Bei *Infusum concentratum* $1^1/_2$, bei *concentratissimum* 2 auf 10. *Infusum sennae compositum* enthält 2 Th. Senna auf etwa 12 Th. Colatur.

c) **Decocta**, Dekokte, Abkochungen. Sind, wenn nicht Anderes vorgeschrieben, aus 1 Th. der Species auf 10 der Colatur herzustellen; bei *Decoctum concentratum* aus $1^1/_2$, bei *Decoctum concentratissimum* aus 2 Th. auf 10 Colatur. Gilt nicht für Mittel der Tab. C.

d) **Emulsiones**, Emulsionen: a) *e seminibus*, Samenmilch. Aus 1 Th. Samen auf 10 Colatur zu bereiten.

b) *oleosa*, Oelmilch. Aus 2 Th. eines fetten Oeles, 1 Mimosengummi und 17 Wasser zu bereiten. (Also ebenfalls 1 : 10). — Zur schlechthin verschriebenen *E. oleosa* wird Mandelöl genommen, falls nicht Anderes verabredet ist.

e) **Saturationen:** werden bereitet wie Potio Riveri aus 190 Th. Wasser und 9 einfach kohlensaurem Natron mit der entsprechenden Menge Säure, frisch in der Flasche gemischt.

f) **Syrupi,** s. Klasse VIII. § 152 Anm.

B. Chlor-Mittel.

§ 4. Gas chlori, Chlorgas. **Fumigatio chlori,** Chlorräucherung.

a) **fortior:** frisch zu entwickeln aus Kochsalz und Braunstein ââ 1 Th., mit 2 Th. Schwefelsäure (durch 1 Th. Wasser verdünnt) übergossen. (Ehedem sogenannte Guyton-Morveau'sche Räucherungen.)

b) **mitior:** Chlorkalk mit Wasser zu Brei gerührt und mit Essig übergossen.

§ 5. Aqua chlorata *s. chlori, Chlorum solutum, Liquor chlori, Aqua oxymuriatica,* Chlorwasser. Enth. 4 Th. Chlor in 1000 Th. Vor Licht zu schützen und gut mit eingetriebenen Glasstöpseln zu schliessen. *Dosis:* 10 Tropfen bis theelöffelweise in reinem Wasser verabreicht. Täglich bis 30 Gramm.

§ 6. Calcaria chlorata *s. hypochlorosa, Calc. chlorinica,* Chlorkalk. Weisses Pulver, in Wasser theilweise löslich. Soll wenigstens 25 % wirksames Chlor enthalten. — *Dosis:* 10 bis 30 Centig. in viel Wasser. Meistens *externe* (z. B. in 6 Th. Wasser gelöst, als *Liquor calc. chloratae* Ph. sax.).

§ 7. Liquor natri chlorati *s. hypochlorosi,* Bleichflüssigkeit. Soll wenigstens 5 pro Mille Chlor enthalten.

§ 8. Kali chloricum *s. oxymuriaticum s. muriaticum oxygenatum,* chlorsaures Kali, Zündsalz. Farblose Krystalle, luftbeständig, in 17 Th. kalten und 3 Th. heissen Wassers löslich. — *Dosis:* 20 bis 60 Centig. in Lösung (3 bis 6 Gramm auf 150 Th. Wasser).

C. Brom-Mittel.

§ 9. Bromum, Brom. Schwärzlich-rothe, stechend riechende Flüssigkeit, von etwa 3 spec. Gew., in Weingeist und Aether, auch in 32 Th. Wasser löslich. Mit Glasstöpsel und luftdichter Umhüllung zu verwahren.

§ 10. Kalium bromatum, *Kali hydrobromicum, Bromuretum kalii*, Bromkalium. Krystallinisch, in Wasser und Weingeist löslich. — *Dosis:* $^1/_2$ bis 1 Gramm in Lösung (1 Th. zu 15 bis 20 Th. Wasser, esslöffelweise), täglich mehrmals.

a) **Ammonium bromatum,** *Bromidum ammonii*, Bromammonium. Krystallinisches, weisses, in Weingeist schwer, in Wasser leicht (1 : 3) lösliches Salz. Beim Erhitzen flüchtig, besonders bei Keuchhusten empfohlen, sonst wie das vorige angewandt.

b) **Natrium bromatum,** *Bromuretum natrii*, Natriumbromid. Farbloses neutrales Salz, ähnlich dem Chlornatrium, als *Antiepilepticum* dem *Kalium brom.* vorzuziehen, in 2 Aqua, 5 Weingeist löslich.

D. Jod-Mittel.

§ 11. Jodum (*purum*), Jod, Jodine. Schwärzlichgraue krystallinische Massen, an der Luft verduftend; in Wasser nur wenig löslich (ausser bei Zusatz von Jodkalium); aber in 10 Weingeist, in Aether, Chloroform und Schwefelkohlenstoff leichtlöslich. — *Dosis:* 1 bis 3 Centig. (am besten mit Jodkalium gelöst). — *Max. Dosis:* 3 Centig., täglich 12 Centig.

b) **Tinctura jodi,** Jodtinktur. 1 Th. Jod in 10 Weingeist. — *Dosis:* 2 bis 6 Tropfen. — *Max. Dosis:* 20 Centig., täglich 1,2 Gramm.

c) **Tinctura jodi decolorata.** 10 Th. Jod mit ā̄ā Wasser und Natrum subsulfurosum behandelt, dazu 16 Th. Liqu. ammon. spirit. und 75 Th. Weingeist: 3 Tage macerirt. Farblos, 0,940 bis 0,945 spec. Gew. Aeusserlich.

§ 12. Kalium jodatum, *Kali hydriodicum, Joduretum kalii,* Jodkalium. Krystallinisch, in ³/₄ Th. Wasser und in 6 Th. Weingeist löslich. — *Dosis:* 10 bis 60 Centig. in Pillen oder Lösung (am besten mit Natronzusatz und bei leerem Magen zu nehmen, dann reichlich Wasser nachzutrinken).

b) **Unguentum kalii jodati,** Jodkaliumsalbe. 20 Th. Jodkalium in 10 Th. dest. Wasser gelöst, mische man 170 Th. Paraffinsalbe hinzu. Enth. 10 % Jodkalium. Farbe schön weiss.

c) **Natrium jodatum.** Jodnatrium. Trocknes krystallinisches, an der Luft feucht werdendes, in 0,9 Wasser und 3 Th. Weingeist lösliches Salz. Wie Kalium jodatum angewendet, ohne vor diesem Vortheile zu bieten.

§ 13. Sulfur jodatum, Jodschwefel. 1 Th. Schwefel und 4 Jod verrieben und erhitzt. Schwarzgraues glänzendes Pulver. — *Dosis:* 3 bis 10 Centig. in Pillen. — *Ext.* als Salbe.

§ 14. Plumbum jodatum, Jodblei. Orangegelb, in 1300 Th. kalten und 200 Th. heissen Wassers löslich. — *Ext.* als Salbe.

§ 15. Jodoformium, Jodoform. Krystallinische Blättchen von gelber Farbe, bei 115 bis 120° schmelzend, in der Hitze verfliegend, in 80 Th. Weingeist und in 5,5 Th. Aether, sowie in Chloroform, Petroleumäther, äther. und fetten Oelen löslich, in Schwefelkohlenstoff leicht löslich. — *Dosis:* 1 bis 10 Centig. in Pillen oder Aether. — *Ext.* in Salben (1 zu 10 bis 15 Fett).

E. Schwefel-Mittel.

§ 16. Sulfur: I. **sublimatum** (*crudum*), *Flores sulfuris*, Schwefelblumen (rohe). In fetten und ätherischen Oelen, noch besser in Schwefelkohlenstoff und Chloroform löslich. Nur ext. und ad praep.

II. **Sulfur depuratum** *s. lotum, Flores sulfuris loti*, gereinigte Schwefelblumen. Mittels ammonhaltigen Wassers ausgewaschen. Feines, geruch- und geschmackloses Pulver. — *Dosis:* 30 bis 60 Centig. in Pulver.

III. **Sulfur praecipitatum,** *Lac sulfuris,* Schwefelmilch. Feinstes gelbliches Pulver, durch Fällung einer Schwefellösung gewonnen. — *Dosis:* 10 bis 40 Centig. in Pulvern, Pillen u. a.

b) **Unguentum sulfuratum simplex.** 1 Th. Schwefelblumen und 2 Th. Schweinefett frisch gemischt.

c) **Unguentum sulfuratum compositum.** 1 Th. Schwefelblumen, 1 Th. Zinkvitriol und 8 Th. Schweinefett. (Statt des Ung. contra scabiem Jasseri, Jasser's Krätzsalbe.)

§ 17. **Oleum lini sulfuratum,** *Corpus pro balsamo sulfuris,* geschwefeltes Leinöl. 6 Th. Leinöl erhitzt, dazu 1 Th. Schwefel, durch Kochen gelöst. Zähe, rothbraun; in Terpenthinöl völlig löslich.

b) **Oleum terebinthinae sulfuratum,** *Balsamum sulfuris terebinthinatum,* Schwefelbalsam, (Ruland's Balsam, auch als Harlemer Oel oder Universalbalsam im Handel): 1 Th. geschwefeltes Leinöl in 3 Th. Terpenthinöl. Flüssig, rothbraun. — *Dosis:* 5 bis 10 Tropfen in Gallertkapseln (bei Steinbeschwerden). Externe als Einreibung.

§ 18. **Kalium sulfuratum,** *Hepar sulfuris (kalinum).* Schwefelkalium, Kalischwefelleber. Aus 1 Th, Schwefel und 2 kohlensaurem Kali zusammengeschmolzen. In Wasser und Weingeist löslich.

a) **depuratum** *s. ad usum internum.* Durch Erhitzen von 1 Th. gerein. Schwefel und 2 reinem kohlens. Kali bereitet. — *Dosis:* 5 bis 20 Centig. in Pillen mit Gallertüberzug.

b) **crudum** *s. ad balneum;* aus den ungereinigten Rohstoffen hergestellt. — *Dosis:* etwa 100 Gramm in ein Vollbad.

§ 19. **Carboneum sulfuratum,** *Alcohol sulfuris, Sulfur carboneum, Anthrakotheion,* Schwefelkohlenstoff, Schwefelalkohol. Farblose, stark lichtbrechende, sehr flüchtige, starkriechende Flüssigkeit von 1,272 spec. Gew.; in Wasser kaum, in Weingeist, Aether und Oelen sehr leicht löslich. — *Dosis:* 2 bis 6 Tropfen in Milch oder Schleim etc. *Ext.* als Einreibung.

F. Kohlen-Mittel.

§ 20. Carbo pulveratus (*ligni s. vegetabilis*), *C. praeparatus*, Holzkohle. Aus leichten Holzarten gebrannt und gepulvert, schwarzes, geschmack- und geruchloses Pulver. (NB. Unterm Mikroscop sehr splitterig erscheinend. Daher *Carbo panis* (*niger*), schwarze Brotkohle, wegen Mangel der Splitter zu empfehlen. — *Carbo buxi*, Buchsbaumkohle, ist wie alle Hartholzkohle, besser zum Aufsaugen von Unreinigkeiten geeignet. R. — *Dosis:* 30 Centig. bis 2 Gramm in Pulver etc.

§ 21. Carbo animalis, *C. carnis*, Thier- oder Fleischkohle. Fettfreies Kalbfleisch mit $1/3$ Knochen in der Trommel gebrannt und gepulvert. Schwarzbraunes Pulver, viel phosphorsauren Kalk enthaltend, kaum riechend, in Salzsäure zum Theil löslich. — *Dosis:* 30 Centig. bis 1 Gramm in Pulvern und Pillen.

G. Phosphor-Mittel.

§ 22. Phosphorus, Phosphor. Im Finstern leuchtend, an der Luft rauchend und sich entzündend, unter Wasser bei 40° schmelzend. In Wasser gar nicht, in Spiritus und Aether wenig, in fetten und ätherischen Oelen besser, in Schwefelkohlenstoff am leichtesten löslich. — *Dosis:* 3 bis 10 Millig. in Emulsion. — *Max. Dosis:* 15 Millig., täglich 6 Centig.

b) **Oleum phosphoratum,** Phosphor- (haltiges) Oel. 1 Th. Phosphor auf 80 Th. Mandelöl. Ist stets frisch zu bereiten. An der Luft rauchend. — *Dosis:* 10 bis 20 Tropfen in Emulsion (5 bis 10 Gramm auf 120 Gramm). — *Ext.* als Einreibung. (Leuchtet!)

II. KLASSE.

Saure Mittel.

(Säuren aus den Metalloïden.)

A. Mineral-Säuren.

§ 23. I. Acidum hydrochloricum crudum, *Spiritus salis*, *Acidum hydrochloratum crudum*, *Acidum muriaticum crudum*, rohe käufliche Salzsäure. Rauchend, von 1,160 bis 170 spec. Gew., etwa 30% wasserfreie Salzsäure enthaltend.

II. **Acidum hydrochloricum (purum)** *s. hydrochloratum s. muriaticum (purum)*, reine Salzsäure. Von 1,124 spec. Gew.: enthält 25% wasserfreie Salzsäure.

III. **Acidum hydrochloricum** (etc.) **dilutum,** verdünnte Salzsäure. Gleiche Theile Wasser und reine Salzsäure. Spec. Gew. 1,060. — *Dosis:* 5 bis 30 Tropfen in Verdünnung (wie Limonade; dabei an Schutz für die Zähne zu denken. R.).

§ 24. Acidum chloro-nitrosum, *Acid. nitroso-muriaticum*, *Aqua regis s. regia*, Königs- oder Goldscheidewasser. 3 Th. Salzsäure und 1 Th. Salpetersäure, frisch gemischt. — *Dosis:* 5 bis 30 Tropfen in Verdünnung. — (*Ext.* zu Scott'schen Fussbädern das gleiche Gemisch aus roher Salz- und Salpetersäure, 45 zu 15 Gramm).

§ 25. I. Acidum nitricum crudum, *Aqua fortis*, rohe Salpetersäure. Von 1,323 bis 331 spec. Gew., enthält 50 bis 52% wasserfreie Salpetersäure.

II. **Acidum nitricum (purum),** reine Salpetersäure. Von 1,185 spec. Gew., enth. 30% wasserfreie Salpetersäure.

III. **Acidum nitricum dilutum,** verdünnte Salpetersäure. Reine Salpetersäure mit ãã Wasser verdünnt. Enthält 15% wasserfreie Salpetersäure. 1,086 spec. Gew. — *Dosis:* 5 bis 30 Tropfen in Verdünnung.

IV. Acidum nitricum fumans, *Acidum nitrosonitricum, Spiritus nitri fumans,* rauchende Salpetersäure. Stösst rothe Dämpfe aus. Von 1,520 bis 525 spec. Gew.

§ 26. I. Acidum sulfuricum fumans, *Oleum vitrioli*, rauchende Schwefelsäure, Nordhäuser Vitriolöl. Bräunlich, öldick, weissliche Dämpfe ausstossend, von 1,860 bis 900 spec. Gew.

II. Acidum sulfuricum crudum anglicum, rohe englische Schwefelsäure. Von 1,830 bis 833 spec. Gew. Enth. 92 bis 93 % wasserfreie Schwefelsäure.

III. Acidum sulfuricum purum, *s. rectificatum*, reine oder gereinigte Schwefelsäure. Von öliger Consistenz und 1,840 spec. Gew. Enth. 80 % wasserfreie Schwefelsäure.

IV. Acidum sulfuricum dilutum, verdünnte Schwefelsäure. Aus 1 Th. der vorigen mit 5 Th. Wasser. Hat 1,113 bis 117 spec. Gew. Enth. etwa 13 % wasserfreie Schwefelsäure. — *Dosis:* 5 bis 20 Tropfen in Verdünnung mit Wasser oder Schleim.

b) **Mixtura sulfurico-acida** (statt des Elixir acidum Halleri, Haller's Sauer). 1 Th. Schwefelsäure in 3 Th. Weingeist allmählich getröpfelt. — *Dosis:* 5 bis 20 Tropfen in Verdünnung.

c) **Tinctura aromatica acida,** saure Gewürztinktur. (Anstatt des *Elixir vitrioli Mynsichti,* Mynsicht's Elixir). Wie *Tinctura aromatica* bereitet, aber mit Zusatz von 4 % Schwefelsäure. — *Dosis:* 10 bis 30 Tropfen in Wasser oder Schleim.

d) **Mixtura vulneraria acida,** *Aqua vulneraria Thedeni,* Theden's Schusswasser, Th.'s Arkebusade. 1 Th. verdünnte Schwefelsäure, 2 Th. Honig, 6 Th. Essig und 3 Th. Weingeist, gemischt und filtrirt.

§ 27. Acidum phosphoricum (liquidum), Phosphorsäure (reine) flüssige. Von 1,120 spec. Gew. Enth. 20 bis 21 % wasserfreie Phosphorsäure. — *Dosis:* 10 bis 30 Tropfen in reichlicher Verdünnung (als Limonade).

b) **Acidum phosphoricum siccum** *s. glaciale*, trokkene, feste Phosphorsäure. Wird durch Abrauchen der vorigen auf $^1/_5$ ihres Gewichts hergestellt; zu Pillen (*Dosis:* 5 bis 20 Centig.), zu Zahnkitten.

§ 28. Acidum chromicum, Chromsäure. Rothe Krystalle, an der Luft schmelzend, in Wasser und Weingeist leicht löslich. Trocken zu verwahren. Aetzmittel (caute!).

§ 29. Acidum boricum *s. boracicum*, *Sal sedativum Hombergii*, Borsäure, Boraxsäure. Weisse Krystalle. In 26 Th. kalten und 3 Th. heissen Wassers löslich, desgl. in 15 Th. Weingeist. — *Dosis:* 3 bis 6 Centig. in Pulvern, Pillen, Lösung. — In neuester Zeit als Antisepticum geschätzt, zum Gurgeln 4%ige wässrige Lösung, als Salbe: 2 Th. mit 1 Th. Glycerin feingeriebene Borsäure auf 10—15 Theile Wachssalbe.

B. Pflanzen-Säuren.

§ 30. Acidum valerianicum, Baldriansäure. Farblose starkriechende Flüssigkeit von 0,940 bis 950 spec. Gew., in Aether, Weingeist und Salmiakgeist leicht löslich, aber nur in 25 Th. kalten Wassers.

§ 31. I. **Acidum aceticum concentratum**, *Acetum glaciale*, Essigsäure (stärkste), Eisessig. Stechend sauer riechend. Haut röthend. (Stiehr's Gichtmittel, aufgepinselt.)

II. **Acidum aceticum dilutum** (statt des *Acetum concentratum*), verdünnte Essigsäure. Farblos, von 1,040 spec. Gew. 1000 Th. sollen 265 Th. wasserfreies kohlensaures Natron sättigen. Enth. etwa 25% wasserfreie Essigsäure. — *Dosis:* $^1/_2$ bis 1 Gramm in Verdünnung.

III. **Acetum purum** *s. destillatum*, reiner (sog. destillirter) Essig. Aus 1 Th. verdünnter Essigsäure und 4 Th. destillirten Wassers. Enth. etwa 6% Essigsäure. 20 Th. sättigen 1 Th. wasserfreies kohlensaures Natron. *Dosis:* thee- und esslöffelweise in Verdünnung.

II. Klasse. B. Pflanzen-Säuren.

IV. Acetum (*vini s. crudum*), roher Essig. (Gewöhnlich der künstliche, sog. Struve'sche.) 20 Th. sollen 1 Th. trocknes kohlensaures Natron sättigen. Enth. etwa 5 % wasserfreie Essigsäure. — *Dosis:* thee- und esslöffelweise in Verdünnung.*)

b) **Acetum aromaticum,** aromatischer Essig, Gewürzessig. (Anstatt des *Acetum quattuor latronum*, Vierräuberessig.) Die ätherischen Oele von Lavendel, Pfeffermünze, Rosmarin, Wachholderbeeren, Zimmt je 1 Th. Citronen und Nelken je 2 Th. werden in 300 Th. Weingeist gelöst und dann mit 450 Th. verdünnter Essigsäure und 1200 Th. Wasser gemischt, öfter geschüttelt und beiseite gestellt, dann filtrirt.

c) **Acidum aceticum aromaticum,** gewürzhafte Essigsäure, Gewürzessigsäure, Duftessig, Rose'scher Gewürzessig. Die ätherischen Oele von Würznelken (9 Th.), Lavendel und Citronschale (ā̄ā 6), Bergamotte und Thymian (ā̄ā 3) und Zimmtkassie (1), in 25 Th. concentrirter Essigsäure gelöst.

d) **Oxymel simplex,** Sauerhonig. 1 Th. verdünnte Essigsäure in 40 Th. Honig.

§ 32. Acidum tartaricum, *Sal essentiale tartari*, Weinsteinsäure, Weinsäure. Weisse Krystalle, luftbeständig, in kaltem und heissem Wasser leicht löslich, desgl. in 3 Th. Weingeist. *Dosis:* $^1/_2$ bis 1 Gramm in Wasser. Aeusserlich: 100 Gramm in 1 Flasche (Liter) Wasser, zum Tränken der Strümpfe bei stinkenden Fussschweissen (Schottin).

§ 33. Acidum lacticum *s. galacticum*, Milchsäure. Farblos oder gelblich, syrupsdick, von 1,24 spec. Gew. In Wasser, Weingeist und Aether löslich.

§ 34. Acidum citricum (*crystallisatum*), Citronensäure. Luftbeständige weisse Krystalle, in Wasser und Weingeist löslich. 1 Th. entspricht etwa 6 Th. frischen Citronensaftes. — *Dosis:* messerspitzenweise ($^1/_2$ bis 1 Gramm) in Wasser.

---

*) Die übrigen arzneilichen Essige der Pharm. sind: *Acetum pyrolignosum crudum* und *rectific.*, *scillae* und *digitalis*.

b) **Pulvis ad limonadam,** *P. refrigerans Ph. bad.*, Limonadenpulver. 10 Gramm gepulverte Citronensäure und 120 Zucker, dazu 1 Tropfen Citronenöl: frisch gemischt.

§ 35. Fructus citri, *Citra*, Citronen, Limonien. Von *Citrus Limonum* Risso.

b) **Succus citri,** Citronensaft. Soll stets frisch ausgepresst (*recens*) verwendet werden, wenn nicht der käufliche (*venalis*) ausdrücklich verordnet ist. — *Dosis:* esslöffelweise in Verdünnung.

c) **Syrupus succi citri,** *S. acetositatis citri,* Citronensyrup, Limonadenessenz. 18 Th. feinster Zucker in 10 filtrirten Citronensaftes.

§ 36. Pulpa Tamarindorum. Tamarindenmus.
Von *Tamarindus indica Linn.*

a) **cruda,** rohes. *Fructus Tamarindorum, Tamarindi.*

b) **depurata,** gereinigtes. In heissem Wasser erweicht und durchgesiebt, dazu $1/6$ Zucker. — *Dosis:* thee- und esslöffelweise.

§ 37. Fructus rubi idaei, *Baccae r. id.*, Himbeeren. Von *Rubus idaeus* L.: frisch, ad praep. — Getrocknet, als Thee, russisches Volksmittel bei Erkältungen.

b) **Syrupus rubi idaei,** Himbeersyrup. Frisch ausgepresster Himbeersaft 5 Th. auf 9 Th. Zucker.

c) **Acetum rubi idaei,** Himbeeressig. 1 Th. Himbeersyrup und 2 Th. reiner Essig, frisch gemischt.

§ 38 A. Fructus cerasi, *Cerasa acida*, saure Kirschen. Von *Prunus cerasus* L. Frisch.

b) **Syrupus cerasi** *s. cerasorum*, Kirschsyrup. Schwarze saure Kirschen sammt Kernen zerstossen, nach dreitägigem Stehen ausgequetscht; zu 5 Th. dieses Saftes 9 Th. Zucker.

§ 38 B. Fructus myrtilli, *Baccae myrt.*, Heidelbeeren. Von *Vaccinium myrtillus Linn.*

II. Klasse. A. Pflanzen-Säuren.

§ 39. Fructus sambuci, *Baccae sambuci*, Fliederbeeren, Hollunderbeeren, Schiebicken. Von *Sambucus nigra* L., frisch, ad präp., manchmal auch getrocknet.

b) **Succus sambuci inspissatus,** *Roob sambuci*, Fliedermus. Aus den frischen Beeren ausgepresst und eingedickt. Erhält auf 12 Th. 1 Th. Zuckerzusatz. — *Dosis:* theelöffelweise, gern in heissem Theeaufguss.

§ 40. Acidum succinicum (*depuratum*), *Sal succini volatile*, Bernsteinsäure (reine). Gelbliche Krystalle, am Feuer sich zu hustenerregenden Dämpfen verflüchtigend, in 28 Th. kalten und 2,2 Th. heissem Wasser, sowie in Weingeist löslich. — *Dosis:* 20 bis 50 Centig.

§ 40A. Acidum pyrogallicum officinale, Pyrogallussäure, Brenzgallussäure. Durch Erhitzen von Gallussäure erhalten. Der Chrysophansäure vorzuziehen gegen Psoriasis am besten 1 Th. mit 9 Th. Vaselin.

§ 40B. Acidum salicylicum, Salicylsäure. Spirsäure. Perlmutterglänzende nadelförmige Krystalle in 358 Th. kaltem, leicht in heissem Wasser löslich, ebenso in 50 Th. Glycerin, in Alkohol und Aether, heissem Chloroform und heissem Oel. Viel begehrtes antiseptisches Mittel. *Dosis:* 0,3 bis 2,0 bei Infektionskrankheiten, Neuralgien, Jschias etc. am besten in Pulverform in Caps. amylaceis zu nehmen. Aeusserlich als Streupulver auf Wunden 1:50 mit Amylum, Talkum, Zahntinktur, 1:25 bis 100 in spirituöser Lösung, Inhalationen, 1:500 Wasser zur Insufflation in den Pharynx und in die Mundhöhle, 1:5 bis 50 bei Diphteritis, zu Verbänden 3 bis 10 % in Jute oder Watte als Tampon etc. Officinell.

b) **Pulvis salicylicus cum Talco.** Streupulver, Fussschweisspulver. 3 Th. Salicylsäure, 10 Th. Weizenstärkemehl, 87 Th. Talkum. Officinell.

III. KLASSE.

Alkalisch-erdige Mittel.
(Oxyde der Leichtmetalle.)

A. Kali-Mittel.

§ 41. Kali causticum fusum, *Kali hydricum fusum, Lapis causticus s. chirurgorum,* Aetzkali, Aetzstein. Weisse an der Luft zerfliessende Krystalle, in Wasser leicht löslich.

b) **Liquor Kali caustici,** *Lixivium causticum,* Aetzkalilauge, Kali-Aetzlauge. Enth. in 3 Th. 1 Th. Aetzkali. Spec. Gew. 1,330 bis 1,334.

§ 42. Kali carbonicum, *Potassa,* Potasche.

a) **crudum,** rohe Potasche, *Cineres clavellati.* Enth. mindestens 65 % kohlensaures Kali.

b) **depuratum,** *K. c. e cineribus clav.,* gereinigtes kohlensaures Kali, gereinigte Potasche. An der Luft zerfliessend; in āā Wasser löslich. Enth. 80 % kohlensaures Kali und 15 bis 18 % Wasser. Nur externe.

c) **purum,** *K. c. e tartaro, Sal tartari,* reines kohlensaures Kali. Schönweiss, in āā Wasser klar löslich, an der Luft zerfliessend. — *Dosis:* 10 bis 50 Centig. in dünner Lösung.

d) **Liquor Kali carbonici,** *L. potassae, Oleum tartari per deliquium,* Potascheliquor, Weinsteinöl. Enth. in 3 Th. 1 Th. kohlensaures Kali. Spec. Gew. 1,330 bis 334. — *Dosis:* 6 bis 30 Tropfen, verdünnt.

§ 43. Kali bicarbonicum *s. carbonicum acidulum, K. c. acidum,* saures oder doppelkohlensaures Kali. Farblose luftbeständige Krystalle, in 4 Th. Wasser löslich. — *Dosis:* $1/2$ bis 1 Gramm in Pulver oder Lösung.

§ 44. Sapo kalinus, Kaliseife. 135 Th. Aetzkalilauge mit 100 Th. Leinöl erhitzt, sodann 25 Th. Weingeist und 200 Th. dest. Wasser zugesetzt, bräunlich-gelbe weiche Seife von nicht unangenehmem Geruch, in Wasser und Weingeist löslich.

b) **Sapo kalinus venalis,** die grüne oder schwarze Schmierseife des Handels aus Gemengen von Rüböl, Leinöl, Thran, Hanföl mit Kalilauge bereitet und mit Eisenvitriol, Blauholz, Indigo etc. bis zu dunkelgrüner Farbe gefärbt.

B. Natron-Mittel.

§ 45. Liquor natri caustici, Aetznatron-Lauge, Natron-Aetzlauge. Enth. 30 bis 31 % Aetznatron. Spec. Gew. 1,330 bis 334.

§ 46. Natrum carbonicum *s. subcarbonicum*, Sal sodae, Soda, kohlensaures Natron, Mineralalkali, kohlensaure Soda.

I. **crudum** *s. venale*, rohes Natron. Krystallinisch. Enth. 33 bis 35 % wasserfreies kohlensaures Natron.

II. **purum** *s. depuratum (crystallisatum)*, krystallisirte, gereinigte Soda. An der Luft zerfallend, in 2 Th. Wasser löslich. — *Dosis:* 30 bis 120 Centig. in Lösungen.

III. **siccum** *s. dilapsum s. pulveratum*, *Pulvis natri carbonici*, zerfallene Soda, getrocknete oder gepulverte Soda; hat etwa die Hälfte des Gewichts verloren. Zu dispensiren, sobald in den Recepten *Pulvis natri carb.* verordnet wurde. — *Dosis:* 15 bis 60 Centig. in Pillen etc.

§ 47. Natrum bicarbonicum *s. carbonicum acidulum*, doppelkohlensaure Soda, doppelkohlensaures Natron. Krystallinisch, luftbeständig, in 14 Th. Wasser löslich, aber nicht in Weingeist. — *Dosis:* $1/2$ bis 2 Gramm in Pulvern, Lösung, etc. (Vulgo Bullrichsalz genannt.)

b) **Trochisci natri bicarbonici,** Soda-Pastillen, Vichyplätzchen. Enth. jedes 10 Centig. *Natr. bicarbon.* auf 90 Th. Zucker.

Neu hinzutretende officinelle Natronmittel:

A. **Natrium benzoicum,** Benzoesaures Natron. Weisses amorphes Pulver, löslich in 1,5 Th. Wasser, weniger in Weingeist. — *Dosis:* 0,02 bis 0,1 bis 1,0 mehrmals täglich in Lösung oder Pillen, bei acutem Gelenkrheumatismus wirkt es fast ebenso wie Salicylsäure ohne die unangenehmen Nebenwirkungen. Aeusserlich in 5 % Lösung zu Inhalationen, Insufflationen auf die Tonsillen bei Diphtheritis.

B. **Natrium salicylicum,** Salicylsaures Natrium. Weisse krystallinische, süss-salzig schmeckende wasserfreie Schüppchen, löslich in 0,9 Th. Wasser und in 6 Th. Weingeist. — *Dosis:* Innerlich zu 0,5 bis 8,0 in Pulvern, Pillen, am zweckmässigsten in Lösung, in Fällen wie die Salicylsäure, doch soll bei grössern Gaben 10 bis 20 Gramm pro dosi Taubheit, Amaurose, Schwindel, Delirium, Dyspnoe unter Umständen eintreten. Aeusserlich zu Verbänden, Einspritzungen, Klystieren, bei letztern in etwas höherer Dosis, sehr wirksam.

§ 48. **Sapones,** Seifen (mit Natron).

I. **Sapo domesticus** *s. sebacinus*, Hausseife, Talgseife. Aus Rindstalg und Natron. Weiss, hart, in 8 Th. heissen Weingeistes löslich, die Lösung beim Erkalten gallertartig werdend.

II. **Sapo oleaceus** *s. venetus*, *S. alicantinus s. hispanicus*, Oelseife, venetianische Seife. Käuflich; aus Baumöl und Natron bereitet. Weiss, hart, in Wasser und Weingeist vollkommen löslich.

III. **Sapo medicatus** *s. medicus*, medicinische Seife. Aus Aetznatron und Provenceröl gekocht und gut gereinigt. Weisses Pulver, in Wasser und Weingeist vollkommen löslich. — *Dosis:* 30 bis 80 Centig. in Pillen.

b) **Spiritus saponatus** *s. saponis*, Seifenspiritus. 1 Th. venet. Seife in 3 Th. Weingeist und 2 Th.

Rosenwasser gelöst. — Nach Ph. G. wird er direct aus 60 Th. Olivenöl, 70 Th. Kalilauge 300 Th. Weingeist und 170 Th. Wasser dargestellt.

c) **Emplastrum saponatum** *s. saponis*, *E. miraculosum* (*Barbettae*), Seifenpflaster (Barbette's). 5 Th. Oelnatronseife und 1 Th. Kampfer, mit etwas Baumöl verrieben, in einer Masse aus 70 Th. Diakel und 10 Th. gelbem Wachs.

d) **Empl. saponatum rubrum** *seu anglicum*. Durch Zusatz von Minium roth gefärbt.

C. Lithion-Mittel.

§ 49. **Lithium carbonicum,** kohlensaures Lithion. Weisses Pulver, in 100 Th. Wasser und in Weingeist löslich. — *Dosis:* 10 bis 30 Centig. in Pulvern.

D. Magnesia-Mittel.

§ 50. **Magnesia usta,** gebrannte Magnesia. Leichtes weisses Pulver. — *Dosis:* messerspitzen- und theelöffelweise.

b) **Trochisci magnesiae ustae,** Magnesia-Plätzchen. Aus Kakaomasse und Aetzmagnesia: 10 Centig. (also 1$\frac{2}{3}$ Gran) auf jedes Plätzchen. Zweckmässiger (besonders gegen Magensäure) sind die *Trochisci magnesiae sine saccharo* der Dresdner Apotheken: entweder mittelst der Maschine gepresst (*pressi*), oder durch Verrühren von *Magnesia carbonica* in frischgelöschte gallertartige Magnesia bereitet, der Teig ausgerollt und mit der Pastillenform ausgestochen. R.

§ 51. **Magnesia carbonica** *s. subcarbonica*, *M. hydrico-carbonica*, *M. alba*, Magnesia (weisse), kohlensaure Talkerde. Leichtes weisses Pulver, in Wasser unlöslich, obenaufschwimmend. — *Dosis:* messerspitzen- und theelöffelweise.

E. Kalk-Mittel.

§ 52. Calcaria usta *s. pura s. viva s. caustica, Calx viva s. usta* etc., Aetzkalk, gebrannter Kalk. Weisses Gestein, bei Wasserzusatz sich erhitzend und zu Pulver zerfallend, bei grösseren Wassermengen einen Brei, bei noch reichlicheren eine Auflösung bildend.

b) **Aqua calcariae** (*ustae*) *s. calcis* (*vivae s. ustae*), *Calcaria soluta*, Kalkwasser, Aetzkalkwasser. Gesättigte Aetzkalklösung. (Etwa 1 auf 600 Th. Wasser.) — *Dosis:* 50 bis 200 Gramm in Milch Fleischbrühe u. dergl.

§ 53. I. Calcaria carbonica praecipitata *s. pura*, reiner kohlensaurer Kalk, niedergefällte Kalkerde. Weisses, in Wasser unlösliches Pulver. Aus der salzsauren Lösung mittels Natron präcipitirt. — *Dosis:* $1/_2$ bis 2 Gramm.

II. **Conchae praeparatae,** präparirte Austerschalen, Austerschalenpulver. Gekochte und gereinigte Austerschalen (von *Ostrea edulis* L.) zu feinem Pulver zerrieben. — *Dosis:* 30 Centig. bis 1 Gramm in Pulvern.

F. Thonerde-Mittel.

§ 54. I. Alumina hydrata, *Argilla pura s. hydrata*, Thonerdehydrat, gefällte Thonerde. (Aus Alaunlösung mittels Natron niedergeschlagen.) Weisses Pulver, in Wasser gar nicht, aber in dünnen Säuren und Alkalien löslich. — *Dosis:* 10 bis 60 Centig. in Pulver.

II. **Argilla,** *Bolus alba*, weisser Bolus. Weiss, zähe, Wasser aufnehmend; besteht aus ziemlich reiner natürlicher Thonerde. Zu Pillen, für gewisse, durch organische Stoffe leicht zersetzbare Arzneien, z. B. Silbersalpeter, Sublimat, sehr geeignet.

III. **Alumina acetica solut.,** *Liq. Aluminii acetici*, gelöste essigsaure Thonerde. Klare farblose Flüssigkeit von 7,5 bis 8,0 % Gehalt an bas. Aluminiumacetates. Jetzt officinell.

G. Ammon-Mittel.

§ 55. I. Liquor ammonii caustici spirituosus *s. Dzondii, Spir. ammonii caust. Dzondii,* Weingeist mittelst Aetzammon-Dämpfen imprägnirt; spec. Gew. 0,810. Enth. etwa 10 % reines Ammon. *Ext.* z. B. bei Quetschungen.

II. **Liquor ammonii caustici,** *Spiritus salis ammoniaci causticus,* Salmiakgeist, Aetzammon-Flüssigkeit. Von 0,960 spec. Gew., total flüchtig. Enth. 10 % reines Ammon. — *Dosis:* 3 bis 6 Tropfen in grosser Verdünnung.

b) **Liquor ammonii anisatus,** *Spiritus salis ammoniaci anisatus,* Anissalmiakgeist, anishaltige Ammonflüssigkeit. 1 Th. Anisöl auf 5 Th. Salmiakgeist und 24 Th. Weingeist. — *Dosis:* 5 bis 15 Tropfen in Verdünnung.

c) **Elixir e succo liquiritiae** *s. glycyrrhizae,* E. *pectorale,* Brustelixir. Lakrizensaft und Anissalmiakgeist ãã 1 Th. in 3 Th. Fenchelwasser. Trübe, umzuschütteln. — *Dosis:* theelöffelweise. (*Elixir pectorale regis Daniae* Ph. sax. ist ein sehr complicirtes veraltetes Gemisch ähnlicher Wirkung. R.)

d) **Linimentum ammoniatum,** *Lin. volatile,* flüchtiges Liniment, flücht. Salbe. 1 Th. Salmiakgeist und 3 Th. Olivenöl, 1 Th. Mohnöl.

e) **Linimentum ammoniato-camphoratum,** *L. volatile camphoratum,* (flüchtiges) Kampferliniment. 1 Th. Salmiakgeist und 3 Th. Kampferöl, 1 Th. Mohnöl.

f) **Linimentum saponato-ammoniatum,** flüchtiges Seifenliniment. 1 Th. Hausseife in 30 Th. Wasser und 10 Weingeist gelöst, dazu 15 Th. Salmiakgeist.

g) **Linimentum saponato-camphoratum** (*spissum*), *Balsamum opodeldoc,* Opodeldok. 60 Th. medicinische Seife, 20 Th. Kampfer, 810 Th. Weingeist, 50 Th. Glycerin gelöst, dazu 4 Th. Thymianöl, 6 Th. Rosmarinöl, 60 Th. Salmiakgeist, gallertartig, fast farblos, durch die Wärme der Hand zerfliessend.

h) **Linimentum saponato-camphoratum liquidum,** *Opodeldoc liquidum,* flüssiger Opodeldok. Kampferspiritus 120, Seifenspiritus 350, Salmiakgeist 24, Thymianöl 2, Rosmarinöl 4 Theile gemischt und filtrirt.

§ 56. Ammonium carbonicum (purum), *Sal volatile siccum,* kohlensaures Ammon, flüchtiges Laugensalz, gereinigtes Hirschhornsalz. Weisse Krystalle ohne brenzlichen Geruch. In 4 Th. Wasser löslich; schwierig in Weingeist. Bei mässiger Wärme flüchtig. — *Dosis:* 20 bis 60 Centig. in Pulver oder Lösung.

b) **Liquor ammonii carbonici** *(puri), Ammon. carbonicum solutum.* 1 Th. kohlensaures Ammon in 5 Th. destillirtem Wasser. — *Dosis:* 10 bis 30 Tropfen in Verdünnung.

IV. KLASSE.

Salzige Mittel.

(Salze der Leichtmetalle mit den zu Klasse II. gehörigen Säuren.)

A. Chlor- (oder salzsaure) Salze.

§ 57 A. Natrium chloratum, *Natrum muriaticum (purum),* Chlornatrium, Kochsalz (gereinigtes). In 2,7 Th. Wasser löslich. — *Dosis:* messerspitzen- und theelöffelweise.

§ 57 B. Calcium chloratum, *Calcaria muriatica,* salzsaurer Kalk, Chlorcalcium. Weisses an der Luft zerfliessendes Pulver, in Wasser leicht löslich. — *Dosis:* 25 bis 60 Centig. in Lösung (mit Lakrizensaft).

§ 58. Baryum chloratum, *Baryta muriatica, Chloretum baryi, Terra ponderosa salita,* salzsaurer Baryt, Chlorbaryum, salzs. Schwererde. Farblose Krystalle, luftbeständig, in $2\frac{1}{2}$ Th. kalten und $1\frac{1}{2}$

IV. Klasse. *B.* Salpetersaure-, *C.* Schwefelsaure Salze.

Th. heissen Wassers löslich. — *Dosis:* 2 bis 10 Centig. in Pillen oder Lösung. (Caute!) — *Max. Dosis:* 12 Centig., täglich 1,5 Gramm.

§ 59. Ammonium chloratum *s. muriaticum, A. hydrochloratum, Sal ammoniacum (depuratum)*, Salmiak. Luftbeständig, in 3 Th. kalten und ââ heissen Wassers löslich. — *Dosis:* 30 bis 120 Centig. in Lösung oder Pillen.

B. Salpetersaure Salze.

§ 60. Natrum nitricum, *Nitrum cubicum,* gereinigter Chilisalpeter, Würfel- oder Natronsalpeter. Krystallinisch, luftbeständig, in 2 Th. Wasser löslich. — *Dosis:* ½ bis 2 Gramm in Pulvern oder Lösung.

§ 61. Kali nitricum, *Nitrum depuratum,* Salpeter, Kalisalpeter, salpetersaures Kali. Luftbeständige Krystalle. In 3 Th. kalten und ½ Th. heissen Wassers löslich. — *Dosis:* 20 bis 60 Centig. in Lösung.

b) **Pulvis temperans,** *P. refrigerans Ph. G., P. ad potum,* niederschlagendes Pulver, Kühlpulver, Trinkpulver. 1 Th. Salpeter und 3 Th. Weinstein auf 6 Th. Zucker. — *Dosis:* theelöffelweise, in viel Wasser.

c) **Charta nitrata,** Salpeterpapier. Ein Filtrirpapier, mit conc. Kalisalpeterlösung getränkt. Wird angebrannt und der Rauch durch einen Trichter oder eine Papierdüte eingeathmet, bei Asthma.

C. Schwefel- und schwefligsaure Salze.

§ 62. Natrum sulfuricum (*depuratum s. crystallisatum*), *Sal glauberi, Sal mirabile Glauberi,* Glaubersalz, schwefelsaures Natron. In 3 Th. kaltem und noch leichter in heissem Wasser löslich.

I. **crystallisatum.** — *Dosis:* 1 bis 4 Gramm, als Laxans bis 30 Gramm.

II. **siccum** *s. dilapsum s. pulveratum,* zerfallenes Glaubersalz, ist zu dispensiren, wenn *Pulvis natri sulfurici* verordnet wird. — *Dosis:* ½ bis 2 Gramm, als Laxans mehr.

IV. Klasse. *C.* Schwefel- und schwefligsaure Salze.

III. **Sal carolinum factitium.** Karlsbadersalz.
Sal thermarum Carolinarum. 44 Th. trocknes Natriumsulfat, 2 Th. Kaliumsulfat, 18 Th. Natriumchlorid, 36 Th. Natriumbicarbonat in feines Pulver verwandelt. 6 Gramm in 1 Liter Wasser giebt dem Carlsbader Mineralwasser ähnliches Wasser. Officinell.

§ 63. **Kali sulfuricum,** *Tartarus vitriolatus, Arcanum duplicatum,* schwefelsaures Kali, Doppelsalz, vitriolisirter Weinstein. Krystallinisch, luftbeständig, in 9 Th. kalten und 4 Th. heissen Wassers löslich. — *Dosis:* $1/2$ bis 2 Gramm in Wasser.

§ 64. **Magnesia sulfurica,** *Sal amarum s. anglicum,* Bittersalz (englisches), schwefelsaure Magnesia.

I. **crystallisata.** Farblose Krystalle, in 3 Th. kaltem und 1 Th. heissem Wasser löslich. — *Dosis:* 2 bis 5 Gramm, als Laxans bis 50 Gramm.

II. **sicca** *s. pulverata, Pulvis salis amari,* gepulverte schwefels. Magnesia. In der Wärme zerfallen, mit $1/4$ Gewichtsverlust. Ist zu dispensiren, wenn *Pulvis magnesiae sulfuricae* verordnet wird. — Gabe etwas geringer, $2/3$ der vorigen.

III. **Magnesia sulfurosa** *vide solut. Magnes. bisulfurosae.*

§ 65. **Alumen** (*purum, crudum s. crystallis.*), (gemeiner oder Kali-) Alaun. Weisse Krystalle in 15 Th. kalten und ää heissen Wassers löslich, in Weingeist unlöslich. — *Dosis:* 10 bis 50 Centig. in Pulvern, Pillen oder Lösung.

b) **Alumen ustum** *s. calcinatum s. anhydrum,* gebrannter Alaun. Schwammige Masse, in Wasser langsam aber fast vollständig löslich. — *Ext.* als gelindes Aetzmittel.

c) **Aluminium sulfuricum,** Rohe schwefelsaure Thonerde, in 1,2 Theilen kaltem, leichter in heissem Wasser löslich, wirkt stärker styptisch als das Aluminium aceticum, milder als Alaun, als Desinficiens zu Einspritzungen bei Leukorrhoe, Ozaena etc., *Dosis:* wie Alaun. Officinell.

§ 66. **Natrum subsulfurosum** *s. hyposulfurosum,*

unterschwefligsaures Natron. Krystallinisch, luftbeständig, in Wasser leicht löslich. — *Dosis:* $\frac{1}{2}$ bis 1 Gramm in Lösung.

D. Phosphorsaure Salze.

§ 67. Natrum phosphoricum, phosphorsaures Natron. Krystallinisch, in trockener Luft zerfallend, in 6 Th. kalten und 2 Th. heissen Wassers löslich, alkalisch reagirend. — *Dosis:* $\frac{1}{2}$ bis 2 Gramm, als Laxans bis 30 Gramm.

§ 68. Ammonium phosphoricum, phosphorsaures Ammonium. Farblos, in Wasser leicht löslich, in Weingeist unlöslich. — *Dosis:* 10 bis 60 Centig.

§ 69. Calcium phosphoricum, Calcaria phosphorica (*pura s. neutralis*), phosphorsaure Kalkerde, reiner phosphorsaurer Kalk. Aus salzsaurer Kalklösung mittels phosphorsauren Natrons präcipitirt. Leichtes weisses Pulver, in Wasser unlöslich. — *Dosis:* 15 bis 60 Centig. in Wasser mit Säurezusatz (Beneke). Officinell.

§ 70. Natrum pyrophosphoricum, pyrophosphorsaures Natron. Krystallinisch, luftbeständig, in 10 Th. kalten Wassers löslich.

E. Borsaure Salze.

§ 71. Borax, *Natrum biboricum s. biboracicum*, Borax. Krystallinisch. In 12 bis 15 Th. kalten und 2 Th. heissen Wassers löslich, alkalisch reagirend. — *Dosis:* $\frac{1}{2}$ bis 2 Gramm in Pulvern oder Lösungen.

§ 72. Tartarus boraxatus, *Kali tartaricum boraxatum, Cremor tartari solubilis*, Boraxweinstein. Weisses Pulver, an der Luft feuchtwerdend, in ãã Wasser löslich. 2 Th. Borax auf 5 Th. Weinstein. — *Dosis:* $\frac{1}{2}$ bis 2 Gramm, als Laxans 30 Gramm und mehr.

F. Essigsaure Salze.

§ 73. Kali aceticum, *Terra foliata tartari*, essigsaures Kali, Blättererde. Weisses krystallinisches Pulver, an der Luft zerfliessend, in ãã Wasser und in 4 Th. Weingeist löslich. — *Dosis:* $1/2$ bis 4 Gramm.

b) **Liquor Kali acetici,** *L. terrae foliatae tartari.* Klar, neutral, farblos. Spez. Gew. 1,176 bis 1,180. Enth. $1/3$ wasserfreies essigsaures Kali. — *Dosis:* 2 bis 10 Gramm in Verdünnung.

§ 74. Natrum aceticum, *Terra crystallisata tartari, Terra foliata tartari crystallisata*, essigsaures Natron. Krystallinisch, nicht luftbeständig, in 3 Th. kalten und 1 Th. kochenden Wassers löslich, auch in Weingeist. — *Dosis:* 2 bis 4 Gramm in Pulver oder Lösung.

§ 75. Liquor ammonii acetici, *Spiritus s. liquor Mindereri*, essigsaure Ammonflüssigkeit, Minderer's Geist. — 10 Th. Salmiakgeist mittels etwa 9 Th. verdünnter Essigsäure neutralisirt, dazu soviel Wasser, dass 30 Th. werden. Enth. 15 % essigsaures Ammonium. — *Dosis:* 2 bis 20 Gramm in Thee oder Wasser.

G. Weinsaure u. a. Salze.

§ 76. Tartarus depuratus, *Kali bitartaricum*, *Kali tartaricum acidum*, *Cremor tartari* (als Pulver), *Crystalli tartari*, Weinstein. Nur in 180 Th. kalten, aber in 20 Th. kochenden Wassers löslich, durch Kalizusatz löslicher. — *Dosis:* $1/2$ bis 4 Gramm, messerspitzen- und theelöffelweise.

§ 77. Kali tartaricum (*neutrale*), *Tartarus tartarisatus*, weinsaures Kali (neutrales), tartarisirter Weinstein. Krystallinisch, in Wasser leicht löslich, an der Luft feucht werdend. — *Dosis:* $1/2$ bis 2 Gramm in Lösungen.*)

---

*) Zu empfehlen ist die Lösung in kohlensaurem Wasser als Struves weinsaures Kaliwasser. R.

§ 78. Tartarus natronatus, *Natro-kali tartaricum,
Sal polychrestum (Seignettae)*, Seignette-Salz. 4 Th.
Natron carbonicum und 5 Th. Weinstein gelöst und
abgeraucht. Luftbeständig, in 2 Th. Wasser löslich.
— *Dosis:* $1/2$ bis 2 Gramm, als Laxans 30 Gramm und
mehr.

b) **Pulvis aërophorus (e natro),** Brausepulver.
10 Th. doppelkohlensaures Natron und 9 Th.
Weinsteinsäure mit 19 Th. Zucker, recht trocken
gemischt. (Am besten frisch bereitet.) — *Dosis:*
theelöffelweise in einem halbvollen Glase Wasser.

c) **Pulvis aërophorus anglicus,** englisches Brausepulver, *Soda-Powders.* 2 Gramm doppelkohlensaures Natron in einem blauen Papier
und $1\,^{1}/_{2}$ Gramm Weinsteinsäure in einem weissen Papiere, jedes für sich, bilden eine Gabe.
In einem halbvollen Glas Wasser zu nehmen.

d) **Pulvis aërophorus laxans** *s. sedlitzensis*, abführendes Brausepulver, Seidlitzpulver. $7\,^{1}/_{2}$
Gramm Seignettesalz und $2\,^{1}/_{2}$. Gramm doppelkohlensaures Natron in einem blauen Papiere
und 2 Gramm Weinsteinsäure in einem weissen
Papiere, jedes für sich, bilden eine Gabe. In
einem halbvollen Glas Wasser zu nehmen.

§ 79. Magnesia citrica effervescens, citronsaure Brausemagnesia. (Anstatt des Bishopschen
granular effervescent citrate of Magnesia.) 25 % kohlensaure Magnesia und 75 % Citronsäure mit Wasser
zu Brei gerührt, dann getrocknet; von dieser Masse
werden 14 Th. mit 13 Th. doppelkohlensaurem Natron, 6 Th. Citronsäure und 3 Th. Zucker und etwas
Weingeist mittels eines Siebes in ein grobkörniges
Pulver geformt.

§ 80. Potio Riveri, River'sches Tränkchen.
4 Th. Citronsäure in 190 Th. Wasser, dazu 9 Th.
einfach-kohlensaures Natron in einer Flasche frisch
gemischt.

§ 81. Magnesia lactica, milchsaure Magnesia.
Krystallinisch, farblos, luftbeständig, in 26 Th. kalten
und $3\,^{1}/_{2}$ Th. heissen Wassers löslich, in Weingeist
unlöslich.

V. KLASSE.

Metallische Mittel.
(Schwermetalle.)

A. Eisen-Mittel.

§ 82. I. **Ferrum pulveratum,** *Limatura martis praeparata* (*s. alcoholisata*), Eisenpulver, Eisenfeile. Feines graues Pulver mit Metallglanz. — *Dosis:* 10 bis 50 Centig.

II. **Ferrum reductum** (*hydrogenio*), reducirtes Eisen, durch Wasserstoff gefälltes Eisen. Feines schwarzes Pulver, an der Luft leicht oxydirbar. — *Dosis:* 5 bis 20 Centig. in Pulvern etc.

III. **Ferrum oxydatum fuscum** *s. hydratum Ferrum hydricum,* Eisenoxydhydrat, reines Eisenoxyd. Aus dem *Liquor ferri sulfurici oxydati* (§ 86, IV.) mittels Salmiakgeist gefällt. Trockenes rothbraunes Pulver, nur mittels Salzsäure löslich. — *Dosis:* 20 bis 60 Centig. in Pulvern, Pillen und dergl.; bei Arsenvergiftungen theelöffelweise in viel Wasser gerührt.

IV. **Ferrum oxydatum saccharatum solubile,** *Saccharum ferratum,* Eisenzucker. Röthliches Pulver, in 5 Th. Wasser vollständig löslich. Enth. 3 % metallisches Eisen. — Daraus:

b) **Syrupus ferri oxydati solubilis,** Eisensyrup. Klar, dunkelbraun, enth. 1 % metallisches Eisen. — *Dosis:* theelöffelweise.

c) **Antidotum arsenici,** Gegengift der arsenigen Säure, *Ferrum hydricum in aqua,* frisch gefälltes Eisenoxyd-Hydrat (nach Berthold und Bunsen). 60 Th. des schwefelsauren Eisenoxydliquors (§ 86, IV.) und 7 Th. Magnesia usta, jedes apart aufbewahrt und auf der Stelle zum Gebrauche mittels 240 Th. Wasser in einander gerührt. — *Dosis:* tassenweise, erwärmt, alle $1/4$ oder $1/2$ Stunden.

V. Klasse. A. Eisen-Mittel.

§ 83. Ferrum carbonicum saccharatum, zuckerhaltiges kohlensaures Eisen. Frisch gefälltes kohlensaures Eisenoxydul mit Zucker verrieben. Graugrünliches Pulver. Enth. 20% kohlensaures Eisenoxydul. — *Dosis:* 20 bis 60 Centig.

b) **Pilulae ferri carbonici** *s. ferri Valeti*, Vallet's Pillen. Frisch gefälltes kohlensaures Eisenoxydul mit Honig zu Pillen gemacht, von denen jede 5 Centig. desselben enthält.

§ 84. Ferrum jodatum, Eisenjodür, Jodeisen. Aus 3 Th. Eisenpulver, 8 Th. Jod und 18 Th. Wasser allemal frisch extempore zu bereiten (*Liquor ferri jodati*) und den Mixturen zuzusetzen, oder (zu Pillen) unmittelbar vorher zur Trockenheit abzurauchen. (Daher sind die folgenden Präparate b. und c. beim Verordnen vorzuziehen.) Enth. in 5 Th. 4 Jod. — *Dosis:* 5 bis 20 Centig. — *Max. Dosis:* 6 Centig., täglich 24 Centig.

b) **Ferrum jodatum saccharatum,** Zuckerjodeisen. 3 Th. Eisenpulver und 8 Th. Jod in 10 Th. Wasser gelöst, filtrirt und mit 40 Th. Milchzucker vermischt zum Trocknen abgeraucht. Enth. 20 % Eisenjodür. Gelbweisses Pulver in 7 Th. Wasser fast klar löslich. — *Dosis:* 10 bis 30 Centig. in Pulvern, Pillen etc. — *Max. Dosis:* 30 Centig., täglich 1 Gramm.

c) **Syrupus ferri jodati,** Jodeisensyrup. Klar, farblos oder gelblich. 5 Th. Jodeisen in 100 Th. Syrup. — *Dosis:* 20 bis 80 Centig. in Verdünnung.

§ 85. I. Ferrum chloratum *s. muriaticum oxydulatum,* Eisenchlorür. Blassgrünes Pulver, in gleichen Theilen Wasser klar löslich durch Zusatz einiger Tropfen Salzsäure. — *Dosis:* 10 bis 30 Centig. in Lösung.

II. **Ferrum sesquichloratum** *s. muriaticum oxydatum,* krystallisirtes Eisenchlorid. Gelbe Krystalle, an der Luft schmelzend, in Wasser, Weingeist und Aether löslich (zum Präp.).

b) **Liquor ferri chlorati** *s. ferri muriatici oxydulati,* Eisenchlorürlösung, flüssiges Eisenchlorür. Enth. 10% metall. Eisen. Grünlich, mit

Weingeist gemischt klar bleibend. Spec. Gew.
1,226 bis 1,230. — *Dosis:* 5 bis 20 Tropfen in
Verdünnung.

c) **Liquor ferri sesquichlorati** *s. ferri muriatici oxydati, Oleum martis per deliquium s. Liquamen martis*, Eisenchlorid-Lösung, flüssiges
Eisenchlorid. Röthlichbraun, mit Alkohol
gemischt klar bleibend. Enth. 15 % metallisches Eisen oder $43\frac{1}{2}$ % wasserfreies Eisenchlorid. Gelbbraun, spec. Gew. 1,480 bis 1,484.
— *Dosis:* 5 bis 15 Tropfen in reichlicher Verdünnung. — Ext. als Blutstillungsmittel.

d) **Liquor ferri oxychlorati**, Flüssiges Eisenoxychlorid, enthält nahezu 3,5 % Eisen. Darf dispensirt werden wenn *Liq. Ferri oxydati dialysati*
verordnet wird. Innerlich 5 bis 20 Tropfen
mehrmals. Officinell.

e) **Tinctura ferri chlorati** *s. muriatici oxydulati (simplex)*, Chloreisentinctur, salzsaure Eisentinctur. 1 Th. frisch bereitetes Chloreisen in
10 Th. Weingeist mittels etwas Salzsäure gelöst. — *Dosis:* 10 bis 30 Tropfen.

f) **Tinctura ferri chlorati aetherea**, *Spiritus ferri
chlorati aethereus, Liquor anodynus martiatus,
Spiritus sulfurico-aethereus ferratus s. martiatus
etc.* (Anstatt der *Tinctura tonico-nervina Bestuscheffii*, Bestuscheff's Tropfen, Bestuscheff's Nerventinctur, Lamotte's Goldtropfen.) 1 Th. Liquor ferri sesquichlorati in
14 Th. Aethergeist; an der Sonne gebleicht.
Gelblich. Enth. 1 % metall. Eisen. — *Dosis:*
10 bis 30 Tropfen. — (NB. Nicht bei brennendem Lichte abzutröpfeln!)

g) **Ammonium chloratum ferratum** *s. hydrochloratum
ferratum, Ammonium muriaticum ferratum s. ferruginosum s. martiatum, Flores salis ammoniaci
martiales*, Eisensalmiak. 16 Th. Salmiak in
32 Th. destillirtem Wasser gelöst, dazu 3 Th.
Liquor ferri sesquichlorati getröpfelt und zur
Trockniss abgeraucht. In Wasser löslich, an der
Luft feucht werdend, enthält 2,5 % regul. Eisen

(= $^1/_{40}$). — *Dosis:* 30 Centig. bis 1 Gramm, in wässeriger Lösung, mit Lakrizensaft oder Süssholzaufguss, oder in Pillen.

§ 86. Ferrum sulfuricum (*oxydulatum*), *Vitriolum martis s. viride,* Eisenvitriol, schwefelsaures Eisenoxydul, schwefelsaures Eisen.

I. **crudum,** roher Eisenvitriol.

II. **purum,** reines schwefelsaures Eisenoxydul, reiner Eisenvitriol. Blaugrün, in Wasser leicht löslich, in trockener Luft zerfallend. — *Dosis:* 5 bis 20 Centig. in Pulvern und Pillen.

III. **siccum,** entwässertes schwefelsaures Eisenoxydul. Durch Erhitzen getrocknet. Weissliches Pulver.

IV. **Liquor ferri sulfurici oxydati,** flüssiges schwefelsaures Eisenoxyd. Klare gelbbraune Flüssigkeit, syrupsdick, enth. 8 % metallisches Eisen. Spec. Gew. 1,317 bis 1,319. — Zum Präp. (s. o. § 82, III. IV.).

b) **Ferrum sulfuricum ammoniatum,** schwefelsaures Eisenoxyd-Ammoniak, ammoniakalischer Eisenalaun. Amethistblaue Krystalle, in 4 Th. kalten Wassers löslich.

§ 87. Ferrum phosphoricum (*oxydulatum*), phosphorsaures Eisenoxydul. Graublaues, in Wasser nicht lösliches Pulver. — *Dosis:* 10 bis 40 Centig. in Pulvern.

§ 88. Ferrum pyrophosphoricum cum Ammonio citrico, pyrophosphorsaures Eisenoxyd mit citronsaurem Ammon. Grünlichgelb, in Wasser vollständig löslich. Enth. 18 % metallisches Eisen.

b) **Extr. malti ferratum,** eisenhaltiges Malzextract. 2 Th. Ferrum pyrophosphoricum cum Ammonio citrico in 3 Th. Wasser gelöst und zu 95 Th. Malzextract hinzugefügt.

§ 89. Natrum pyrophosphoricum ferratum, pyrophosphorsaures Eisenoxyd-Natron. Weissliches Pulver, in kaltem Wasser langsam löslich. Beliebt als Struve's pyrophosphorsaures Eisenwasser.

§ 90. Liquor ferri acetici, essigsaure Eisenflüssigkeit. Frisch gefälltes Eisenoxydhydrat (5 Th.) mit verdünnter Essigsäure (etwa 6 Th.) digerirt, das Filtrat auf 10 Th. gebracht. Enth. 8 % metallisches Eisen. — *Dosis:* 10 bis 20 Tropfen in Verdünnung. Gegen Arsenvergiftung noch reichlicher und mit Eisenoxydhydrat (2 Th.) vermischt zu geben.

b) **Tinctura ferri acetici aetherea** *s. Klaprothii,* ätherische essigsaure (oder Klaproth's) Eisentinctur. 9 Th. Liquor ferri acetici mit 2 Th. Weingeist und 1 Th. Essigäther versetzt. Enth. 6 % metallisches Eisen. — *Dosis:* 10 bis 50 Tropfen.

§ 91. Ferrum lacticum *s. galacticum (oxydulatum),* milchsaures Eisenoxydul. Weisslich krystallinisches Pulver, in 48 Th. kalten Wassers löslich. — *Dosis:* 5 bis 30 Centig.

§ 92. Ferrum citricum oxydatum, citronsaures Eisenoxyd. Trocknes amorphes Salz, in kaltem Wasser löslich. (Zur Darstellung der folgenden b. c.)

b) **Ferrum citricum ammoniatum,** *Ferro-ammonium citricum,* citronsaures Eisenoxyd-Ammonium. Trockenes, blätteriges oder amorphes Salz, in Wasser löslich. — *Dosis:* 10 bis 60 Centig.

c) **Chininum ferro-citricum,** *Ferro-chininum citricum,* citronsaures Eisenchinin. Enth. 1 Th. Chinin auf 3 Th. metallisches Eisen. In Wasser und Weingeist löslich. — *Dosis:* 18 bis 60 Centig. in Pillen u. a.

d) **Ferrum citricum cum Magnesia citrica effervescens.** Aufbrausende citronsaure Eisenmagnesia besteht aus Ferr. citric., Natr. tartar., Natr. bicarb., acid. citric. und Magnes. carbon., enthält 1 % Eisen. Theelöffelweise in Zuckerwasser.

§ 93. Extractum ferri pomatum, *E. martis pomatum, E. malatis ferri,* äpfelsaures Eisenextract. Gepulvertes Eisen im ausgepressten Safte saurer Aepfel digerirt; die Lösung verdünnt, dann zu Extractconsistenz abgeraucht. Enth. etwa 7 oder 8 % metallisches Eisen. — *Dosis:* 20 bis 60 Centig.

b) **Tinctura ferri pomata** *s. martis pomata*, äpfelsaure Eisentinctur. 1 Th. äpfelsaures Eisenextract in 9 Th. spirituösen Zimmtwassers. — *Dosis:* 20 bis 60 Tropfen.

§ 94. Tartarus ferratus, *Ferro-kali tartaricum* (statt der Eisenkugeln, *Globuli martiales*). Eisenweinstein. 1 Th. Eisenfeile mit 5 Th. Weinstein angefeuchtet und bis zur Vereinigung digerirt. In 16 Th. Wasser grösstentheils lösliches Pulver. — *Dosis:* 30 bis 60 Centig. in Solut.

§ 95. Kalium ferro-cyanatum, *Ferro-kalium cyanatum (flavum)*, *Kali ferrocyanicum s. ferroborussicum*, *Kali borussicum*, Eisencyankalium, Cyaneisenkalium, blausaures Eisenkali, gelbes Blutlaugensalz. Gelbe Krystalle, in 4 Th. kalten und 2 Th. heissen Wassers löslich, in Spiritus unlöslich. — *Dosis:* ½ bis 1 Gramm. (Ist nicht giftig.)

B. Mangan-Mittel.

§ 96. Manganum hyperoxydatum, Braunstein. Enthält 60 % reines Manganhyperoxyd.

b) **Kali hypermanganicum** *s. oxymanganicum*, *Permanganatum potassae*, *Chamaeleon minerale (etc.)*, übermangansaures Kali. Braune, stahlartig glänzende Krystalle. In 16 Th. kalten und 2 Th. heissen Wassers löslich. — *Dosis:* 5 bis 10 Centig. in Lösung (1 : 500 Wasser). — *Ext.* in Verdünnung zu Verbänden (1 : 200 bis 1000 Th. Wasser). Das *roh käufliche* Ch. als Desinficiens, in Lösung (Chamäleonlösung).

Manganum sulfuricum, Mangansulfat. Rosenrothe Krystalle, bitter, in Wasser leicht in Alkohol unlöslich. — *Dosis:* 0,3 bis 0,6, täglich 3 bis 4 mal. In Lösung oder Pillen. Aeusserlich zu Salben 1 : 5 bis 1 : 10 als stark Resorptionsbeförderndes Mittel gegen Gelenksteifigkeit in Folge von Gicht, Rheumatismus, Entzündung, Quetschung, scrophulösen Knochenauftreibungen.

C. Blei-Mittel.

§ 97. Cerussa, *Plumbum carbonicum s. subcarbonicum s. hydrico - carbonicum*, Bleiweiss. Weisses, schweres, in Wasser unlösliches Pulver. — Aeusserlich als Streupulver etc.

b) **Unguentum cerussae** (*simplex*) *s. plumbi carbonici. Unguentum album simplex*, Bleiweisssalbe. 3 Th. Bleiweiss in 7 Th. Paraffinsalbe.

c) **Unguentum cerussae camphoratum** *s. album camphoratum*, Bleiweisssalbe mit Kampher, weisse Kamphersalbe. 1 Th. Kampher auf 20 Th. Bleiweisssalbe.

d) **Emplastrum cerussae** *s. album coctum*, Bleiweisspflaster, Froschlaichpfaster. Bleipflaster 60 Th., gemeines Olivenöl 10 Th., zusammengeschmolzen und 35 Th. höchst fein gepulvertes Bleiweiss zugesetzt. Harte, weisse Stängelchen.

§ 98. Plumbum aceticum, *Saccharum saturni (depuratum)*, Bleizucker, essigsaures Bleioxyd. In 2 Th. kalten und $^1/_2$ Th. heissen Wassers löslich, desgl. in 8 Th. Weingeist. — *Dosis:* 1 bis 6 Centig. — *Max. Dosis:* 6 Centig., täglich 40 Centig.

b) **Liquor plumbi subacetici,** *Acetum plumbicum s. saturninum (basicum), Extractum saturni*, Bleiessig (basischer), Bleiextract. 1 Th. Bleiglätte und 3 Th. Bleizucker in 10 Th. Wasser gelöst und filtrirt. Reaction alkalisch. Spec. Gew. 1,235 bis 1,240.

c) **Aqua plumbi** *s. plumbica s. saturnina*, Bleiwasser. 1 Th. bas. Bleiessig und 49 Th. destillirten Wassers. Etwas trübe, wohl verstöpselt aufzuheben.

d) **Liquor corrosivus.** *Liquor adstringens et escharotica. Liquor vitriolorum. Aqua styptica Villate.* 6 Th. Cuprisulfat, 6 Th. Zinksulfat, 70 Th. Essig, gelöst und 12 Th. Bleiessig zugesetzt. Nur zur Dispensation bereitet. Officinell. Als Umschlag auf Wunden, aber wohl meistens nur in der Veterinärpraxis gebräuchlich.

e) **Aqua plumbi Goulardi**, *Aqua Goulardi (vegeto-mineralis)* s. *plumbi spirituosa*, Goulardsches Bleiwasser. 1 Th. bas. Bleiessig, 4 Th. Weingeist und 45 Th. Brunnenwasser. Trübe. Nicht mehr officinell.

f) **Unguentum plumbi** s. *saturninum*, *Unguentum nutritum*, Bleisalbe, Bleicerat. 8 Th. Bleiessig, 92 Th. Schweineschmalz. Weisse Salbe.

§ 99. I. **Lithargyrum**, *Plumbum oxydatum*, Bleiglätte. Gelbliches oder röthliches Pulver.

II. **Minium**, Mennige. Rothes Pulver.

a) **Emplastrum lithargyri simplex** s. *plumbi simplex* s. *diachylon simplex*, Bleiplaster, Diakel (einfaches oder weisses). Gleiche Theile Bleiglätte, Baumöl und Schweinefett zusammengekocht.

b) **Emplastrum lithargyri molle,** *Empl. matris album Ph. sax.*, weisses Mutterpflaster. 3 Th. des vorigen mit 2 Th. Schweinefett, 1 Th. Talg und 1 Th. gelbem Wachs zusammen geschmolzen. In Täfelchen.

c) **Emplastrum adhaesivum** *(commune)*, Heftpflaster. 18 Th. reine Oelsäure (Acidum oleaceum) mit 10 Th. Bleiglätte gekocht, dazu 3 Th. Kolophonium und 1 Th. Talg. Gelb. — Man verordnet meist das gestrichene H. (*E. adhaesivum supra linteo*).

d) **Emplastrum adhaesivum Edinburgense**, ebenso bereitet, nur dass anstatt Kolophon und Talg blos 3 Th. schwarzes Pech genommen werden. Schwarzbraun.

e) **Emplastrum ad fonticulos**, Fontanellpflaster. Aus 1 Th. Talg, 3 Th. Fichtenharz und 36 Th. einfachem Diakel zusammengeschmolzen auf Leinwand gestrichen.

f) **Unguentum diachylon Hebrae**, Hebra's Bleisalbe. Gleiche Theile Diachylon simplex und Olivenöl, frisch verschmolzen.

g) **Emplastrum minii rubrum** s. *Ceratum de minio rubrum*, rothes Mennigpflaster. 100 Th. Mennige und 3 Th. Kampher, in einer Masse aus ââ 100 Th. Baumöl, Talg und gelbem Wachs.

h) **Emplastrum fuscum** *s. matris fuscum, Empl. minii adustum*, braunes Bleipflaster, schwarzes Mutterpflaster. Aus 2 Th. Mennige und 4 Th. Baumöl zur schwarzbraunen Färbung gekocht; dazu 1 Th. gelbes Wachs. Schwarzbraune Täfelchen.

i) **Emplastrum fuscum camphoratum** *s. nigrum camph., s. noricum s. universale*, Universalpflaster, braunes Kampferpflaster, Nürnberger Pflaster. Das vorige mit 1 % Kampfer. Täfelchen.

§ 100. Plumbum tannicum pultiforme, *Cataplasma ad decubitum (Autenriethii), Plumbum scytodepsicum*, Autenrieth's Bleiverband, gerbsaure Bleimischung, Bleitannin-Umschlag. Eichenrinden-Abkochung mittels Bleizuckerlösung frisch gefällt, dazu ein wenig Weingeist.

b) **Unguentum plumbi tannici** *s. scytodepsicum, U. ad decubitum (Autenriethii)*, gerbsaure Bleisalbe, Bleitanninsalbe. Eichenrinde mit dem fünffachen Wasser zwei Stunden heiss digerirt, die Colatur mittels 8 Th. Bleiessig gefällt, das Präcipitat mit 5 Th. Glycerinsalbe gemischt.

c) **Unguentum plumbi tannici.** Ph. G. ed. alt.: Gerbsäure 1 Th., Bleiessig 2 Th., Schweinefett 17 Th.; werde nur zur Dispensation bereitet.

D. Wismuth-Mittel.

§ 101. Bismuthum subnitricum *s. hydrico-nitricum, B. praecipitatum album s. nitricum praecipitatum*, Wismuthweiss, basisch salpetersaures Wismuthoxyd. Schön weisses Pulver, in Salz- und Salpetersäure ohne Aufbrausen löslich. — *Dosis:* 10 bis 60 Centig. in Pulvern oder Pillen.

§ 102. Bismuthum valerianicum, baldriansaures Wismuthoxyd. Weisses, nach Baldriansäure riechendes Pulver, in Wasser unlöslich. Durch Salz- oder Salpetersäure löslich werdend. Enth. etwa 79% Wismuthoxyd. — *Dosis:* 3 bis 20 Centig. in Pulvern oder Pillen (mit Gallertüberzug).

E. Zink- und Gallmei-Mittel.

§ 103. Zincum oxydatum, Zinkoxyd.

I. **venale,** *Flores zinci,* Zinkweiss, Zinkblumen. Zum äusserlichen Gebrauche.

II. **purum,** reines Zinkoxyd. Feines Pulver. Innerlich. — *Dosis:* 6 bis 20 Centig. in Pulvern oder Pillen.

b) **Unguentum zinci,** Zinksalbe. 1 Th. Zinkblumen und 9 Th. Schweinefett. Schön weiss.

§ 104. Zincum chloratum *s. muriaticum.* Chlorzink. Weisses, an der Luft schmelzendes Pulver, in Wasser sehr leicht löslich. — *Dosis:* 4 bis 10 Millig. *Max. Dosis:* 15 Millig., täglich 10 Centig. *Ext.* als Aetzmittel. (Als *Canquoin's* Pasta, mit ãã Stärkemehl.)

§ 105. Zincum ferrocyanatum, *Z. borussicum,* Eisencyanzink, Ferrocyanzink, eisenblausaures Zink. Weisses Pulver, in Wasser, Salmiakgeist und verdünnten Säuren unlöslich. — *Dosis:* 2 bis 6 Centig. — *Max. Dosis:* 6 Centig., täglich 25 Centig.

§ 106. Zincum sulfuricum, *Vitriolum zinci, s. album (purum),* schwefelsaures Zinkoxyd, weisser oder Zinkvitriol (reiner). Farblose Krystalle, in trockener Luft zerfallend, in ãã Wasser löslich, in Spiritus kaum. — *Dosis:* 1 bis 4 Centig., als Brechmittel 30 bis 60 Centig. — *Max. Dosis:* 6 Centig., täglich 30 Centig., als Brechmittel 1,2 Gramm.

§ 107. Zincum sulfocarbolicum *s. sulfophenylicum,* carbol- oder phenyl-schwefelsaures Zinkoxyd. Farblose Krystalle, in Wasser und Weingeist leicht löslich. — Enth. 15% Zinkoxyd. — *Ext.* besonders zu Injectionen.

§ 108. Zincum aceticum, essigsaures Zinkoxyd. Weisse Krystalle, in 3 Th. kalten und 1½ Th. heissen Wassers, auch in Weingeist löslich. — *Dosis:* 3 bis 20 Centig. in Pillen oder Lösung.

§ 109. Zincum lacticum *s. galacticum,* milchsaures Zinkoxyd. Weisse Krystalle, in 60 Th. kalten und 6 Th. heissen Wassers löslich, in Spiritus unlöslich. — *Dosis*: 2 bis 6 Centig. — *Max. Dosis*: 6 Centig., täglich 30 Centig.

§ 110. Zincum valerianicum, baldriansaures Zinkoxyd. Weiss, krystallinisch, nach Baldrian riechend, in 90 Th. kalten und etwas weniger heissen Wassers löslich, auch in Weingeist. Enth. 30% Zinkoxyd. — *Dosis*: 1 bis 4 Centig. — *Max. Dosis*: 6 Centig., täglich 30 Centig.

§ 111. Cadmium sulfuricum, schwefelsaures Kadmiumoxyd. Farblose Krystalle, in Wasser leicht löslich. — *Ext.* 1 Th. auf 100 bis 300 Wasser.

F. Kupfer-Mittel.

§ 112. Cuprum oxydatum (*nigrum*), Kupferoxyd, schwarzes. In Wasser ganz unlöslich. — *Dosis:* 15 Millig. bis 6 Centig. in Pulvern oder Pillen. — *Ext.* als Salbe 1 zu 10 Th. Fett.

§ 113. Cuprum sulfuricum, *Vitriolum cupri s. coeruleum,* **blauer** oder Kupfer-Vitriol.

a) **crudum,** roher Kupfervitriol. — *Ext.* besonders als Aetzstift.

b) **purum,** reiner Kupfervitriol. Blaue Krystalle, an der Luft langsam zerfallend, in 3½ Th. kalten und gleichen Theilen heissen Wassers löslich, in Weingeist nicht. — *Dosis:* 1 bis 6 Centig. in Pillen; als Brechmittel 10 bis 60 Centig. (und mehr). — *Max. Dosis:* 10 Centig., täglich 40 Centig.; als Brechmittel 1 Gramm pro dosi.

c) **Cuprum aluminatum,** *Lapis divinus s. opthalmicus,* Götterstein, Augenstein. Gleiche Theile Kupfervitriol, Alaun und Salpeter zusammengeschmolzen, dazu 2% des Ganzen an Kampfer. In 16 Th. Wasser löslich.

d) **Cuprum sulfurico-ammoniatum,** *Cuprum ammoniato-sulfuricum, C. ammoniacale, Ammonium cuprico-sulfuricum,* Kupfervitriolsalmiak. 1 Th. Cupr. sulf. in 3 Th. Salmiakgeist gelöst und

durch Spiritus ausgefällt. Blaue Krystalle, an
der Luft feucht werdend, in 1½ Wasser löslich,
trübe werdend. — *Dosis:* 1 bis 6 Centig. —
Max. Dosis: 10 Centig., täglich 40 Centig.

§ 114. I. **Cuprum aceticum** (*crystallisatum*) *purum*,
Aerugo crystallisata, krystallinischer Grünspan,
essigsaures Kupfer (reines). Grüne Krystalle,
an der Luft schmelzend, in 14 Th. kalten und 5 Th.
heissen Wassers, auch in Weingeist (unter Essigsäure-
Zusatz) löslich. — *Dosis:* 1 bis 6 Centig. in Pillen.

II. **Aerugo,** *Viride aeris, Cuprum subaceticum, Cuprum aceticum* (*crudum*), Grünspan, Spangrün.
Grüne Klumpen, in Wasser nicht vollständig löslich,
wohl aber mit Zusatz von Essig- oder Schwefelsäure.

b) **Ceratum aeruginis** *s. viride, Emplastrum viride,
Cera viridis*, Grünspanwachs, grünes
Wachspflaster, grünes Wachs, grünes
Pflaster, Grünspancerat. 1 Th. feingepulverter Grünspan auf 22 Th. einer Masse aus
12 Th. gelbem Wachs, 6 Th. Fichtenharz und
4 Th. Terpentin.

G. Silber-Mittel.

§ 115. **Argentum foliatum,** Blattsilber. Zum
Ueberziehen der Pillen.

§ 116. Argentum nitricum.

a) **crystallisatum,** krystallinisches salpetersaures Silberoxyd, Silbersalpeter, krystallinischer Silbersalpeter. In Wasser,
Weingeist und Aether, auch Salmiakgeist leicht
löslich. — *Dosis:* 3 Millig. bis 2 Centig. —
Max. Dosis: 3 Centig., täglich 20 Centig.

b) **Argentum nitricum fusum** (*s. in baculis*), *Lapis
infernalis*, Höllenstein (Stifte), Silbersalpeter in Stengeln, geschmolzenes salpetersaures Silberoxyd. Weiss mit strahligem Bruche. In 10 Th. Weingeist löslich. In
geschwärztem Glase aufzubewahren. Diese
Lapis-Stifte zerspringen leicht. Daher besser
die folgenden (c), oder man setze die Ein-

V. Klasse. *H.* Quecksilber-Mittel.

schmelzung so lange fort, bis das Krystallwasser zum Theil verjagt ist. Dann werden die Stengel schwärzlich, aber dicht, schwer brechend. R.

c) **Argentum nitricum cum Kali nitrico** *s. nitricum fusum mitigatum, Lapis infernalis nitratus s. mitigatus*, salpeterhaltiger Höllenstein, mitigirter Höllenstein. Aus 1 Th. Silbersalpeter und 2 Th. Kali zusammengeschmolzen. Hart, mit dichtem Bruch. In geschwärztem Glas zu verwahren.

H. Quecksilber-Mittel.

§ 117. **Hydrargyrum** (*vivum*), *Mercurius vivus*, Quecksilber (regulinisches, lebendiges).

a) **crudum**, rohes.

b) **Hydrargyrum depuratum**, gereinigtes leb. Quecksilber. In verdünnter Salpetersäure, dann in destillirtem Wasser gewaschen. — *Dosis:* theelöffelweise, bei Darmverschlingung (Vorsichtig!)

c) **Unguentum hydrargyri cinereum**, *Unguentum neapolitanum, Unguentum mercuriale cinereum*, graue Salbe, Neapelsalbe. 10 Th. lebendiges Quecksilber mit 1 Th. alter grauer Salbe verrieben, dazu 7 Th. Talg und 13 Th. Schweineschmalz. Enth. 1 Th. Quecksilber auf 2 Th. Fett.

d) **Emplastrum hydrargyri** *s. mercuriale s. cinereum*, Quecksilber-Pflaster (graues), graues Pflaster, Mercurialpflaster. 4 Th. Quecksilber mit 2 Th. Terpentin und etwas Terpentinöl feinstens zerrieben, dazu eine Masse aus 12 Th. Diakel und 3 Th. gelbem Wachs. Graue Stengel.

e) **Sapo mercurialis**, Mercurseife. Französisches Präparat, welches auf 20 Th. Sapo kalinus 4 Th. reines Quecksilber fein zertheilt enthält. Anwendung an Stelle des Unguent. ciner. zu Schmierkuren.

§ 118. **Hydrargyrum oxydatum rubrum**, *H. praecipitatum rubrum, Mercurius praecipitatus ruber*, rothes Quecksilber-Oxyd, rothes Präcipitat.

V. Klasse. H. Quecksilber-Mittel.

I. **via sicca paratum,** von rother Farbe. — *Dosis:* ½ bis 3 Centig. — *Max. Dosis:* 3 Centig., täglich 10 Centig.

II. **via humida paratum,** aus Sublimat gefällt. Röthlich gelb, sehr fein pulverig. Nur auf Verlangen (besonders für Augensalben) zu verwenden.

b) **Unguentum hydrargyri rubrum,** rothe Quecksilber-Salbe, rothe Präcipitat-Salbe. 1 Th. Quecksilber-Oxyd auf 9 Th. Paraffinsalbe.

c) **Unguentum ophthalmicum** (*rubrum*), *Balsamum ophth. rubrum* (*simplex*), rothe Augensalbe. 1 Th. rothes Präcipitat auf 49 Th. einer Wachssalbe (aus Mandelöl und gelbem Wachs). Enth. etwa 2 % Quecksilberoxyd.

d) **Unguentum ophthalmicum compositum,** *Balsamum ophthalmicum St. Yves,* St. Yves Augenbalsam. 15 Th. rothes Quecksilber-Oxyd und 15 Th. eines Kampferöles mit 6 Th. Zinkoxyd, 24 Th. Gelbwachs und 140 Th. Schweineschmalz. Gelblich roth.

e) **Aqua phagedaenica** (*flava s. lutea*), *Liquor hydrargyri corrosivi cum Calcaria,* Altschadenwasser, phagedänisches Wasser. 1 Th. Quecksilber-Sublimat in 300 Th. Kalkwasser. Trübe, mit orangegelbem Sediment. Frisch zu bereiten!

§ 119. **Hydrargyrum chloratum mite** *s. muriaticum mite, Mercurius dulcis, Calomelas,* Kalomel, versüsstes Quecksilber, Quecksilberchlorür.

a) **laevigatum** *s. via sicca paratum,* gewöhnliches Kalomel. In Wasser und Weingeist unlöslich. — *Dosis:* 2 bis 20 Centig.; sogenannte Scrupeldosen: ½ bis 1 Gramm.

b) **vapore paratum,** mit Dampf bereitetes Kalomel. Höchstfeines Pulver. (Macht gern Erbrechen.) Wird nur auf besonderes Verlangen, besonders zum äusserlichen (z. B. augenärztlichen) Gebrauche dispensirt.

c) **Aqua phagedaenica nigra,** *Aqua nigra* (*s. mercurialis nigra*), schwarzes Wasser, Schwarz-

V. Klasse. *H.* Quecksilber-Mittel. 39

wasser. 1 Th. Kalomel in 60 Th. Kalkwasser. Schwarzer Bodensatz. Frisch zu bereiten.

§ 120. Hydrargyrum bichloratum corrosivum, *H. muriaticum s. sublimatum corrosivum*, *Mercurius sublimatus corrosivus*, *Bichloretum hydrargyri*, ätzendes Quecksilber-Chlorid, (Quecksilber-) Sublimat, Aetzsublimat. Weisse krystallinische Massen, in 16 Th. kalten und 3 Th. heissen Wassers, auch in 3 Th. Weingeist und in 3 Th. Aether löslich. — *Dosis:* 4 bis 30 Millig. — *Max. Dosis:* 3 Centig., täglich 10 Centig.

§ 120 A. Hydrargyrum cyanatum. Quecksilber-Cyanid. Cyanquecksilber. Farblose, säulenförmige Krystalle, in 12,8 Th. kalten, 3 Th. heissen Wassers und in 14,5 Th. Weingeist löslich, in Aether schwer löslich. — *Höchste Dosis:* 0,03 Gramm, stärkste Tagesgabe 0,1 Gramm, Anwendung wie das Sublimat, soll weniger heftig wirken. Augenwasser 0,05 : 80,0 bis 100,0. Meist in der Homöopathie in hoher Potenz gegen Diphtheritis verordnet. Officinell.

§ 121. Hydrargyrum praecipitatum album, *H. amidato-bichloratum*, *H. ammoniato-muriaticum*, *Mercurius praecipitatus albus*, weisses Quecksilber-Präcipitat. Durch Ausfällen einer Sublimatlösung mittels Salmiakgeist bereitet. Sehr feines Pulver, in Wasser unlöslich. Nur äusserlich in Salben (1 Th. auf 10 bis 30 Th. Fett).

b) **Unguentum hydrargyri praecipitati albi.** *Ung. hydrargyri amidato-bichlorati*, weisse Präcipitat-, weisse Quecksilber-Salbe, *Ung. ad scabiem Zelleri*, Zeller'sche Krätz-Salbe. 1 Th. weisses Präcipitat auf 9 Th. Paraffinsalbe. Frisch zu bereiten!

§ 122. Hydrargyrum jodatum flavum, *Protojoduretum hydrargyri*, *Joduretum hydr. flavum*, gelbes Jodquecksilber. Quecksilber-Jodür. Aus 8 Th. gereinigtem Quecksilber und 5 Th. Jod zusammengerieben. In Wasser kaum, in Spiritus gar nicht löslich. — *Dosis:* 2 bis 6 Centig. in Pillen. — *Max. Dosis:* 6 Centig., täglich 40 Centig.

§ 123. Hydrargyrum bijodatum rubrum, *Mercurius jodatus ruber, Deutojoduretum hydrargyri,* rothes Jod-Quecksilber, rothes Quecksilber-Jodid. Feinstes feuerrothes Pulver, in Wasser kaum, in Weingeist leicht löslich. — *Dosis:* 4 bis 20 Millig. — *Max. Dosis:* 3 Centig., täglich 10 Centig. — In Salben (1:15) leicht ätzend-scharf.

§ 124. Hydrargyrum sulfuratum nigrum, *Aethiops mineralis s. mercurialis,* Mineralmohr, schwarzes Schwefel-Quecksilber, Quecksilber-Mohr. Durch Verreiben gleicher Theile Schwefel und Quecksilber hergestellt. — *Dosis:* 10 bis 60 Centig.

§ 125. Hydrargyrum sulfuratum rubrum, *Cinnabaris,* Zinnober. In Wasser, Weingeist etc. unlöslich. Selten gebraucht; zu Räucherungen.

§ 126. Hydrargyrum nitricum oxydulatum, salpetersaures Quecksilber-Oxydul. Farblose Krystalle. In Wasser sich zersetzend, aber bei Zusatz von Salpetersäure sich völlig lösend. — *Dosis:* 5 bis 10 Millig. — *Max. Dosis:* 15 Millig., täglich 6 Centig.

b) **Liquor hydrargyri nitrici oxydulati,** *Liquor Bellostii, Mercurius nitrosus (liquidus),* Bellost'scher Liquor. Enth. 10% Quecksilber-Oxydul. — *Dosis:* 1 bis 3 Tropfen in starker Verdünnung. — *Max. Dosis:* 10 Centig., täglich 50 Centig.

J. Spiessglanz-Mittel.

§ 127. Liquor stibii chlorati *s. muriatici, Causticum antimoniale, Butyrum antimonii s. stibii.* Spiessglanzbutter, Chlorspiessglanz-Flüssigkeit. Oeldicke, klare, gelbliche Flüssigkeit, von 1,34 bis 1,36 spec. Gew. Bei mässiger Wärme schon flüchtig. Mit Glasstöpsel wohl zu verwahren.

§ 128. Stibium sulfuratum nigrum, *Antimonium sulfuratum nigrum,* Spiessglanz (schwarzer).

a) **crudum,** roher Spiessglanz.

b) **laevigatum,** feinzerriebener Spiessglanz oder Schwefelspiessglanz. — *Dosis:* 20 bis 60 Centig.

§ 129. **Stibium sulfuratum aurantiacum,** *Sulfur auratum (stibii s. antimonii)*, *Sulfur stibiatum aurantiacum*, G o l d s c h w e f e l. Auf feuchtem Wege bereitet. — *Dosis:* 1 bis 6 Centig.

§ 130. **Stibium sulfuratum rubeum,** *Sulfur stibiatum rubeum*, *Kermes minerale*, M i n e r a l k e r m e s. Auf feuchtem Wege bereitet. — *Dosis:* 1 bis 6 Centig.

§ 131. **Tartarus stibiatus** *s. emeticus*, *Stibio-kali tartaricum*, B r e c h w e i n s t e i n, B r e c h s t e i n. Aus 4 Th. Spiessglanzoxyd und 5 Th. Weinstein dargestellt. Krystallinisches Pulver, in 15 Th. kalten und 2 Th. heissen Wassers löslich, in Weingeist unlöslich. — *Dosis: refracta* 3 bis 15 Millig., als Brechmittel 5 bis 20 Centig. — *Max. Dosis:* 20 Centig., täglich 1 Gramm.

b) **Vinum stibiatum** *s. emeticum*, *V. antimonii (Huxhami)*, B r e c h w e i n. 1 Th. Tart. stib. in 250 Th. Xereswein. *Dosis:* 5 bis 20 Tropfen, als Brechmittel theelöffelweise (bei Kindern).

c) **Unguentum tartari stibiati** *s. stibiatum*, *s. pustulans*, P o c k e n s a l b e, P u s t e l s a l b e (Autenrieth'sche). 1 Th. feinstgepulverter Brechweinstein in 4 Th. Schweinefett. Frisch zu bereiten.

K. Gold - Mittel.

§ 132 A. **Aurum foliatum,** B l a t t g o l d. Zum Vergolden der Pillen.

§ 132 B. **Auro-Natrium chloratum,** *Aurum chloratum (s. muriaticum) natronatum*, C h l o r g o l d n a t r i u m. Orangegelbes Pulver, luftbeständig, in Wasser leicht löslich. Enth. 50 % Trichlorgold. Wohlverstöpselt aufzubewahren. — *Dosis:* 6 Millig. bis 3 Centig., nach dem Essen zu nehmen. — *Max. Dosis:* 6 Centig., täglich 20 Centig.

L. Arsen- und Chrom - Mittel.

§ 133. **Acidum arsenicosum,** *Arsenicum album*, a r s e n i g e S ä u r e, w e i s s e r A r s e n i k. In Wasser schwer löslich, in der Hitze verfliegend. — *Dosis:* 2

bis 5 Millig. in Pillen oder Lösung. — *Max. Dosis:* 5 Millig., täglich 1 Centig.

b) **Liquor kali arsenicosi**, *Liquor s. solutio Fowleri (arsenicalis)*, Fowler'sche Tropfen, Fowler'sche Lösung. 1 Th. arsenige Säure und 1 Th. trockenes kohlensaures Kali in 1 Th. destillirten Wassers gekocht bis zur Lösung und mit 40 Th. Wasser gemischt. Nach dem Erkalten werden 15 Th. Spir. Melissae compositus und so viel Wasser zugesetzt, dass das Ganze 100 Th. beträgt. Officinell. — *Dosis:* 2 bis 10 Tropfen, nach dem Essen zu nehmen. — *Max. Dosis:* 40 Centig., täglich 2 Gramm.

c) **Pulvis arsenicalis Cosmi**, Cosmisches Pulver. 120 Th. Zinnober, 8 Th. Thierkohle, 12 Th. Drachenblut und 40 Th. arsenige Säure, genau gemischt.

d) **Unguentum arsenicale Hellmundi**, Hellmund'sche Arseniksalbe. 1 Th. Cosmisches Pulver und 8 Th. eines Unguentum narcotico balsamicum (aus 48 Th. Wachssalbe, 6 Th. Perubalsam, 6 Th. Schierlingsextract, 2 Th. Bleizucker und 1 Th. Laudanum zusammengesetzt), frisch gemischt.

e) **Natrum arsenicosum**, in Gaben von 0,001 bis 0,002 Gramm, zweimal täglich, oder Liq. Natr. arsen. Pearson (0,05 Natr. arsen. in 30,0 dest. Wasser). 5 bis 20 Tropfen zweimal täglich, gegen chronische Exantheme etc.

§ 133 A. **Kali chromicum neutrale** (*flavum*), gelbes Chromkali. Aeusserlich als Verbandmittel 1:10 bis 20 Th. Wasser, zum Conserviren von Präparaten 1:200 bis 300 Th. Wasser (Liquor Jacobsonii).

b) **Kali bichromicum.** *Kali chromicum acidum, s. rubrum,* rothes Chromkali. Rothe Krystalle, in 10 Th kaltem, reichlicher in heissem Wasser löslich, nicht in Alkohol. — *Dosis:* 5 bis 15 Millig. in Pillen. Aeusserlich als Aetzmittel: 1 Th. in 10 bis 20 Th. Wasser. Officinell.

VI. KLASSE.

Eiweiss- und leimartige Mittel.

§ 134 A. Ova gallinacea, Hühnereier. Von *Gallus domesticus Temminck.* a) *Albumen ovi,* Eiweiss. b) *Vitellum ovi,* Eidotter.

§ 134 B. Extractum carnis (Liebigii), Fleischextrakt (nach Liebig). Aus dem Handel bezogen.

§ 135. I. **Gelatina** (*animalis, depurata s. alba*), weisser Leim. Farb- und geruchlos. Giebt mit 16 Th. Wassers eine Gallert.

§ 135. II. **Colla piscium,** *Ichthyocolla,* Hausenblase, Fischleim. Die Schwimmblase des *Acipenser huso Linn.* (Hausen) und anderer Arten von *Acipenser.* Hornige Häute, in kochendem Wasser und kochendem Weingeist löslich, beim Erkalten Gallert bildend.

   b) **Emplastrum adhaesivum anglicum,** *E. anglicum, Taffetas adhaesivum,* englisches Pflaster. Hausenblase in heissem Wasser gelöst und auf Seidentaffet*) gestrichen; die erste Schicht ohne, die zweite mit einem Glycerin-Zusatz. Dann die Hinterseite mit Benzoëtinctur benetzt.

---

*) Wird in schwarz, roth, fleischfarben und weiss gefertigt. Desgleichen auf Goldschlägerhäutchen (*Baudruche gommée*) und auf Seidenpapier (ostindisches Pflanzenpapier).

VII. KLASSE.
Mehlige und schleimige Mittel.

§ 136. Amylum tritici, Weizenstärke, Stärkemehl. Von *Triticum vulgare Villars*. Giebt mit 96 Th. siedenden Wassers einen milchfarbigen Schleim.

§ 137. Farina hordei präparata, präparirtes Gerstenmehl. Das Gerstenmehl wird in verschlossenem Zinngefässe 30 Stunden dem heissen Dampf ausgesetzt; von der Masse wird die äussere mehlige Schicht entfernt, die innere röthliche, gepulvert.

§ 138. Amylum marantae, *Arrowroot-meal*, Marantastärke, ostindisches Pfeilwurzmehl. Von *Maranta arundinacea* Linn. Von den aus *Curcuma leucorrhiza* und *angustifolia* Roxb. stammenden Sorten (*Amylum curcumae*), vom Maniokmehl (*Tapiocca*) und der Kartoffelstärke mikroskopisch zu unterscheiden. In kaltem Wasser unlöslich, mit 96 Th. heissen Wassers einen dünnen Schleim gebend.

§ 139. Dextrinum, Dextrin, Stärkegummi Aus Kartoffelstärke unter Oxalsäurezusatz zu bereiten.

§ 140. Tubera salep *s. saleb*, *Radix salep*, Salep. Von verschiedenen Arten Orchis, Ophrys u. s. w., besonders aus dem Orient. Mit kaltem Wasser quellend und (als Pulver) Schleim bildend. — *Dosis:* 2 bis 8 Gramm täglich, als Schleim oder Gallert.

b) **Mucilago salep,** *Decoctum salep*, Salepschleim. 1 Th. Saleppulver in 100 Th. Wasser frisch gelöst.

§ 141. Gummi arabicum, *Gummi mimosae*, arabisches Gummi, Mimosengummi. Von *Acacia nilotica Delile*, *Acacia seyal Delile*, *Acacia tortilis Hayne*. Glasartig, farblos oder gelblich, in kaltem Wasser leicht Schleim gebend. — (NB. Zu Getränken ist *Gummi arabicum electum in frustulis*, die weissesten durchsichtigsten Stückchen, in kaltem Wasser zu lösen.)

VII. Klasse. Mehlige und schleimige Mittel.

b) **Mucilago gummi arabici**, *s. mimosae*, Gummischleim, Mimosenschleim. 1 Th. Gummi arabicum auf 2 Th. destillirten Wassers.

c) **Syrupus gummosus**, Gummisyrup. 1 Th. Gummischleim auf 3 Th. weissen Syrups.

d) **Mixtura gummosa.** Mimosengummi und Zucker, āā 15 Th., in 170 Th. destillirten Wassers frisch gelöst.

e) **Pulvis gummosus,** *Species diatragacanthae,* Gummipulver. 3 Th. Mimosengummi, 2 Th. Süssholz und 1 Th. Zucker, als Pulver gemischt. — *Dosis:* messerspitzen- und theelöffelweise.

f) **Pasta gummosa** (anstatt der *Pasta althaeae*), Gummipaste, weisse Regliese. Mimosengummi und Zucker (āā) in Wasser gelöst, abgeraucht und mit Eiweissschaum versetzt, eingedickt; zuletzt noch mit ein wenig Orangenblüthenzucker versetzt.

§ 142. **Tragacantha** (*Gummi*), Traganth. Von *Astragalus creticus Lamarck* und anderen Arten. In Schalen oder Stücken, hornartig, in kaltem Wasser quellend, in kochendem einen Schleim gebend.

§ 143. **Carrageen,** *Caragahen*, *Fucus caragheen s. crispus*, Karascheenmoos, irländisches Moos, Knorpeltang: *Chondrus crispus Lingbye* (*Fucus crispus* Linn.). Trocken knorpelhart, in Wasser quellend und durch Kochen in Gallert übergehend. — *Dosis:* täglich 2 bis 4 Gramm als Schleim oder Gallert.

b) **Gelatina carrageen,** Karascheengallerte. 1 Th. Karascheenmoos und 2 Th. Zucker zu 10 Th. Gallerte. — *Dosis:* theelöffelweise.

§ 144. **Semen cydoniae** *s. cydoniorum,* Quittensamen oder Quittenkerne. Von *Cydonius vulgaris Pers.* (*Pyrus cydonia* Linn.)

b) **Mucilago cydoniae** *s. cydoniorum*, Quittenschleim. Durch Schütteln von 1 Th. Quittenkernen mit 50 Th. Rosenwasser bereitet.

§ 145. **Semen foenu graeci** *s. fenu graeci*, Bockshornsamen. Von *Trigonella foenum graecum* Linn.

VII. Klasse. Mehlige und schleimige Mittel.

§ 146. Semen lini, Leinsamen. Von *Linum usitatissimum* Linn.

a) **integra** (besonders zu Bereitung reinen Schleims).

c) **pulverata, Farina seminum lini,** Leinmehl, als feines Pulver.

c) **Placentae seminis lini,** Leinkuchen: nach dem Auspressen des Oeles zurückgeblieben. (Für die Armenpraxis zu Umschlägen tauglich.)

§ 147. I. Radix althaeae, Eibisch- oder Althäwurzel, und

II. **Folia althaeae,** *Herba althaeae,* Althäblätter, Eibischkraut. Von *Althaea officinalis* Linn. — *Dosis:* 4 bis 12 Gramm auf 1 Paar Tassen Thee.

b) **Syrupus althaeae,** Eibischsyrup, Althäsaft. Abkochung von 1 Th. Eibischwurzel auf 15 Th. Colatur, mit 24 Th. Zucker versetzt.

c) **Species ad gargarisma,** Gurgelspecies, Gleiche Theile Eibischblätter, Flieder- und Malvenblumen.

§ 148. I. Folia malvae, *Herba malvae,* Feldmalvenblätter. Von *Malva rotundifolia* Linn. (*vulgaris* Fries) und *sylvestris* Linn.

II. **Flores malvae vulgaris** s. *sylvestris.* Feldmalvenblüthen. Von *Malva sylvestris* Linn. — *Dosis:* 10 bis 20 Gramm, auf 1 Paar Tassen Thee.

III. **Flores malvae arboreae** s. *hortensis*, *Flores alceae,* Stockrosen, Pappelblumen, Pappelmalven, Gartenmalvenblumen, Pappelrosenthee. Von *Althaea rosea* Cavanilles, die schwarzbraune Var. — *Dosis:* 10 bis 20 Gramm auf 1 Paar Tassen Thee.

§ 149. Flores verbasci, Königskerzen, Wollblumen. Von *Verbascum thapsiforme* Schrader u. a. A. — *Dosis:* 4 bis 12 Gramm auf 1 Paar Tassen Thee.

§ 150. Folia farfarae, *Herba farfarae* s. *tussilaginis,* Huflattig. Von *Tussilago farfara* Linn. — *Dosis:* 5 bis 15 Gramm in Theeform.

§ 151. Flores primulae (veris), Schlüsselblumen. Von *Primula officinalis* Jacq. (*veris* Linn.) Ebenso.

VIII. KLASSE.

Zuckerige Mittel.

Uebersicht der officinellen Syrupe: *Färbende:* roth: Syrupus rubi idaei, cerasor., rhoeados; *milchigweiss:* S. amygdalarum; *braun:* S. liquir., rhei. — *Wohlriechende:* S. florum aurantii, cinnamomi. — *Kräftig-aromatische:* S. menthae, cinnamomi, cort. aurantii. — *Schlechtschmeckende:* S. mannae, sennae c. manna, rhamni cath., rhei, senegae. — *Säuerliche:* S. rubi idaei, cerasor. — *Schleimigeinhüllende:* S. gummosus, althaeae, liquiritiae, papaveris, amygdalarum. — *Expectorirende:* S. senegae, ipecacuanhae. — *Purgirende:* S. sennae c. manna, mannae, rhei, rhamni cathartici. — *Specifische:* S. ferri jodati, S. ferri oxydati solubilis, sassaparillae compos. — *Schwachnarkotische:* S. papaveris, rhoeados.

§ 152. Saccharum (*album s. albissimum*), Zucker, Rohrzucker, Raffinat. Aus Zuckerrohr oder Runkelrübe gewonnen, weiss, trocken.

b) **Syrupus simplex**, *s. sacchari s. albus*, weisser Syrup, Zuckersyrup (vulgo weisser Saft, Brustsyrup etc.). 18 Th. feinster Zucker in 10 Th. destillirtem Wasser gelöst.

c) **Elaeosacchara**, Oelzucker. Werden hergestellt aus 1 Tropfen Oel auf 2 Gramm Zucker.

d) **Trochisci**, Pastillen. Das Medicament wird in mit schwachem Weingeist befeuchteten Zucker oder in durch Wärme erweichte Kakaomasse gemischt und diese in Plätzchen von bestimmtem Gehalte zertheilt.

§ 153. I. Saccharum lactis, Milchzucker. Weisslich, zwischen den Zähnen knirschend, in 6 Th. Wasser löslich, nicht in Weingeist.

II. **Serum lactis (vaccinum)**, Kuhmolken.

a) **dulce** *s. commune*, süsse Molken. Mittels **Liquor seriparus***) dargestellt. — *Dosis:* 2 bis 5 Becher täglich.

---

*) **Liquor seriparus,** Laabessenz. Durch Abschaben der inneren Magenwand des säugenden Kalbes erlangte Schleimhaut (3 Th.) wird mit Weisswein (26 Th.) und (1 Th.) Kochsalz digerirt und **nach 3 Tagen filtrirt.**

48 VIII. Klasse. Zuckerige Mittel.

b) **acidum**, saure Molken. Mittels Weinsteins (1 %) dargestellt. — *Dosis:* 2 bis 5 Becher täglich.

c) **tamarindinatum**, Tamarindenmolken. Mittels Tamarindenmus gefertigt. — *Dosis:* 2 bis 5 Becher täglich.

d) **aluminatum**, Alaunmolken. Mittels Alauns (1 %) dargestellt. — *Dosis:* dieselbe.

§ 154. **Mel,** Honig, von der Honigbiene (*Apis mellifica* Linn.) eingesammelt.

a) **crudum**, roher Honig.

b) **depuratum**, *Mel. despumatum*, gereinigter Honig. Durch Auflösen und Filtriren gereinigt. Syrupconsistenz, in Wasser sich klar lösend. — *Dosis:* theelöffelweise und mehr.

§ 155. **Caricae,** *Fici, Fructus caricae*, Feigen. Von *Ficus carica* Linn., die Fruchtböden. Am liebsten die Smyrnaïschen, süssen und fleischigen.

§ 156. **Fructus ceratoniae,** *Siliqua dulcis*, Johannisbrot, Caruben. Von *Ceratonia siliqua* Linn.

§ 157. **Radix liquiritiae** *s. glycyrrhizae:*

I. **glabrae,** *s. hispanicae*, spanisches Süssholz. Von *Glycyrrhiza glabra* Linn.

II. **echinatae** (*mundata*) *s. russica*, russische Süssholzwurzel. Von *Gl. echinata* Linn. (Zu den Pulvern dienend.)

b) **Succus liquiritiae** *s. glycyrrhizae*, Lakritzensaft, Lakritzen. Von *Glycyrrhiza glabra* Linn. in Spanien bereitet.

I. **crudus.** Schwarze Stangen, in Wasser grossentheils löslich.

II. **depuratus.** Durch Wasser aus vorigem ausgezogen. Daher klar löslich.

c) **Syrupus liquiritiae** *s. glycyrrhizae (radicum)*, *Syr. pectoralis*, Süssholzsyrup. Ph. G. giebt folgende Vorschrift: 10 Th. Süssholzwurzeln, mundirt, 10 Th. Aetzammoniakflüssigkeit, 100 Th. Wasser werden 12 Stunden macerirt, einmal aufgekocht und nach dem Auspressen auf 10 Th.

VIII. Klasse. Zuckerige Mittel. 49

eingedampft, diese mit 10 Th. Weingeist gemischt, nach 12 stündigem Beiseitestellen filtrirt und Zuckersyrup bis auf 100 Th. zugesetzt.

d) **Extractum liquiritiae (radicis)** *s. glycyrrhizae*, Süssholzextrakt. Mittels kalten Wassers ausgezogen.

e) **Pasta liquiritiae** *s. glycyrrhizae*, Süssholz-Paste, braune Reglisse. Ein Süssholzaufguss mit Mimosengummi und Zucker versetzt und abgeraucht.

§ 158. **Manna,** Manna. Saft von *Fraxinus Ornus* Linn., aus Calabrien und Sicilien. — *Dosis:* 4 bis 30 Gramm.

I. **purissima,** *electa vel canellata*, trockene.

II. **communis** *s. geracina*, in klebrigen Klümpchen. (Zu verwerfen ist III. *M. crassa s. pinguis s. de Puglia.*)

b) **Syrupus mannae** *s. mannatus*, Mannasyrup, Kindersäftchen. 10 Th. Manna in 40 Th. Wasser gelöst, nach dem Filtriren 50 Th. Zucker zugesetzt. — *Dosis:* thee- und esslöffelweise.

§ 159. **Rhizoma graminis,** *Radix gram.*, Queckenwurzel. Von *Agropyrum repens* Beauvois (*Triticum repens* Linn.). — *Dosis:* 30 bis 60 Gramm täglich in Abkochung.

b) **Extractum graminis,** Quecken-Extract. Mit heissem Wasser ausgezogen und eingedickt. — *Dosis:* 1 bis 4 Gramm.

§ 160. **Extractum malti,** Malzextract. Durch Maceriren in kaltem, dann Kochen in nicht über 65° Cels. erwärmtem Wasser gewonnen. Extractconsistenz.

§ 161. **Glycerinum** (*purissimum*), *Glycerina*, Glycerin, Oelsüss. Frei von Geruch, Farbe und Säure; spec. Gew. 1,23 bis 1,25. In Wasser, Weingeist und Aethergeist löslich, aber nicht in Aether, Chloroform oder fetten Oelen. — *Dosis:* thee- und esslöffelweise.

b) **Unguentum glycerini,** Glycerinsalbe. 1 Th. gepulverter Tragacanth mit 5 Th. Weingeist zerrieben, mische unter 40 Th. Glycerin. Diese Mischung wird im Dampfbade erhitzt und giebt eine weisse durchscheinende gleichmässige Salbe. Officinell.

IX. KLASSE.

Fette Mittel.

A. Pflanzenfette.

§ 162. Oleum olivarum, Olivenöl. Von *Olea europaea* L.
a) **optimum** *s. provinciale,* Provenceröl. Blassgelb, geruchlos.
b) **commune** *s. viride,* Baumöl. Grün oder grüngelb, ranzig riechend.

§ 162 A. Oleum rapae, *Oleum napae, Ol. napi.* Das Oel aus den Samen der Brassica-Arten. Aeusserlich wie *Ol. olivarum.* Officinell.

§ 163. Oleum lini, Leinöl. Gelblich, an der Luft trocken werdend (firnissend), bei 16° Kälte erstarrend, in 1½ Th. Aether und in 5 Th. absoluten Alkohols löslich. — *Dosis:* esslöffelweise. (Innerlich nur frisch gepresstes.)

§ 164. Oleum cocoïs *s. cocos,* Cocosnussöl, Cocosbutter. Aus den Nüssen von *Cocos nucifera* L. ausgepresstes Fett. Weisslich, in der Kälte starr, bei 15° weich werdend, bei 23° schmelzend, eigenthümlich riechend.

§ 165. Semen papaveris, Mohnsamen. Von *Papaver somniferum* Linn. — *Dosis:* 15 bis 30 Gramm täglich, als Emulsion.
b) **Oleum papaveris,** Mohnöl. Gelblich, an der Luft trocknend (firnissend). Zu Emulsionen.

§ 166. Amygdalae dulces, *Semen amygdali dulcis,* süsse Mandeln. Von *Amygdalus communis* L. var. *dulcis.* Geschält (*excorticatae*) zu Emulsionen. Gepulvert (*Farina sem. am.,* Mandelkleie) als Waschmittel.
b) **Oleum amygdalarum** (*expressum*), Mandelöl. Aus bittern so gut wie süssen Mandeln zu gewinnen. Klar, mild, in der Kälte nicht dickwerdend. — *Dosis:* thee- und esslöffelweise, als Emulsion etc.

IX. Klasse. *B*. Thierische Fette. 51

c) **Syrupus amygdalarum** *s. amygdalinus s. emulsivus*,
Mandelsyrup, Orgeaden-Essenz. Eine
Emulsion aus 50 Th. süssen und 10 Th. bitteren Mandeln mit 130 Th. destillirtem und 10
Th. Orangenblüthenwasser, wird mit 200 Th.
Zucker versetzt, so dass 340 Th. Syrup werden.

§ 167. **Semen Cacao**, *Nuclei cacao*, Kakao (-Bohnen). Von *Theobroma cacao* L. und verwandten Arten.
Am besten die Caraccas-, Guatimala- und Mexicaner
Sorten.

b) **Oleum Cacao**, *Butyrum cacao*, Kakaobutter.
Gelblichweiss, talgartig-fest, bei 30^0 Cels. schmelzend. — *Dosis:* $1/2$ bis 2 Gramm in Pulvern (mit
Zucker).

§ 168. **Lycopodium**, *Semen s. Pollen lycopodii*,
Bärlapp, Streu- oder Einstreupulver. Die Sporen von *Lycopodium clavatum* L. An der Flamme
zündend (Blitzpulver). — *Dosis:* 1 bis 4 Gramm in
Schütteltrank.

B. Thierische Fette.

§ 169. **Adeps suillus**, *Axungia porci vel porcina
(lota)*, Schweinefett, Schweineschmalz (gereinigtes). Aus dem Nieren- und Gekrössfett von *Sus
scrofa* Linn. Schneeweiss, ohne ranzigen Geruch.

b) **Adeps benzoinatus**. Schweinefett mit $1-5\%$ gepulverter Benzoe digerirt, wird nicht ranzig und
ist deshalb besonders in der Praxis zu empfehlen.

c) **Unguentum oxygenatum**, oxygenirte Salbe.
47 Th. Schweineschmalz mit 3 Th. Salpetersäure
unter stetem Umrühren erhitzt. Gelblich.

§ 170. **Sebum**, Talg.

a) **bovinum** *s. taurinum*, Rindstalg, Unschlitt.

b) **ovinum** *s. vervecinum*, Hammeltalg.

(Die Ph. G. gestattet beide Arten, dafern sie nur
nicht ranzig sind, beliebig zu wählen.)

c) **Medulla**, Rindsmark, aus den Knochen von
Bos taurus L.

d) **Butyrum insulsum** *s. recens*, Butter, frische, geruch- und farblose ungesalzene Butter.

§ 171 A. Oleum jecoris aselli, Leberthran.
(Stockfisch-L., Dorsch-L.) Aus den Lebern von *Gadus morrhua, callarias* und *carbonarius* L. u. a. Species. Gelblich oder rothbraun, klar. — *Dosis:* 1 oder mehrere Esslöffel voll täglich.

§ 171 B. Oleum ovorum.
Eieröl bereitet aus aufgekochter und warm ausgepresster Hühnereidotter, erstarrt in der Kälte.

§ 172. Cetaceum, *Sperma ceti*, Wallrath, Spermacet.
Aus den Schädelhöhlen von *Physeter macrocephalus* L. u. a. Pottfischen. Weisse blätterige Massen von 94 bis 95 spec. Gew., bei 45 bis 50° schmelzend, in Aether und heissem Weingeist löslich, nicht in Wasser. — *Dosis:* 1 bis 3 Gramm in Pulver (mit Zucker) oder in Emulsion.

b) **Cetaceum saccharatum**, Wallrathzucker. Mit 3 Th. Zucker verrieben.

c) **Ceratum cetacei** *s. spermatis ceti, Ceratum album s. labiale album, Emplastrum spermatis ceti*, Spermacetisalbe, Wallrathcerat, weisse Lippenpomade. Weisses Wachs und Wallrath ââ 2 Th. und Mandelöl 3 Th. zusammengeschmolzen. In Täfelchen.

d) **Ceratum cetacei rubrum**, *Ceratum labiale rubrum*, rothe Lippenpomade. 90 Th. durch Alkanna rothgefärbtes Mandelöl mit 60 Th. weissem Wachs und 10 Th. Wallrath verschmolzen; dazu Bergamott- und Citronöl ââ 1 Th. In Täfelchen.

e) **Unguentum leniens** *s. emolliens*, Cold-Cream. 4 Th. Weisswachs, 5 Th. Wallrath und 32 Th. Mandelöl zusammengeschmolzen und mit 16 Th. Rosenwasser verrührt; dazu 1 Tropfen Rosenöl auf je 50 Gramm Salbe.

§ 173. Cera, Wachs, Bienenwachs (ächtes).
Von *Apis mellifica* Linn. gefertigt.

I. **alba,** weisses Wachs. Von 0,97 spec. Gew., nicht unter 63° C. schmelzend.

II. **flava** *s. citrina*, gelbes Wachs. Von 0,96 spec. Gew., bei 62 bis 63° C. schmelzend, in 20 Th. Aether und in Terpentinöl vollständig löslich.

b) **Unguentum cereum**, Wachssalbe, einfaches Cerat. 5 Th. Provenceröl und 2 Th. Gelbwachs. Gelb. (Wer das weisse wünscht, verschreibe: *Unguentum cereum album*.)

c) **Unguentum flavum**. Anstatt der Althäsalbe, *Unguentum althaeae*. 1 Th. Kurkume in 50 Th. Schweineschmalz digerirt, dazu Gelbwachs und Fichtenharz ā̄ā 3 Th.

d) **Ceratum galeni** der Dresdner Apotheken enthält 4 Th. weisses Wachs, 6 Th. Schweinefett und 3 Th. Mandelöl.

e) **Unguentum de uvis**, Traubenpomade. Gleiche Theile Most von schwarzen Weintrauben, Rosenwasser und Butter mit $1/4$ Th. gelbes Wachs eingekocht (Ph. Saxon. subtituirte dafür ein *Ceratum alb. fragrans* aus Cera alb. mit etwas Citron- und Bergamottöl).

f) **Cereoli simplices** *s. exploratorii*, Wachsbougies. Leinwand in eine Masse aus 6 Th. Wachs und 1 Th. Olivenöl getaucht und kalt gerollt.

C. Mineralfette.

a) **Paraffinum liquidum**, flüssiges Paraffin, Vaselinöl, Paraffinöl, Cosmolineöl. Officinell, bereitet aus Petroleum, klare Flüssigkeit von 0,84 spec. Gew., geruchlos. Petroleum wird einer fractionirten Destillation unterworfen, dadurch das Petrol-Benzin, Leuchtpetrol und Putzöle getrennt. Der Rückstand ist sodann das salbenartige Vaselin.

b) **Paraffinum solidum**, eine aus brennbaren Mineralien bereitete starre weisse kleinkrystallinische geruchlose Masse; officinell.

c) **Unguentum Paraffini**, Paraffinsalbe, Mineralfett. Eine Mischung aus 1 Th. festem und 4 Th. flüssigem Paraffin bereitet, sei weiss, durchscheinend, salbensteif. Kann nicht ranzig werden, mischt sich mit Oel, Wachs und Tincturen, irritirt die Haut nicht, und findet als Salbenconstituens Verwendung. Officinell.

d) **Vaselinum flavum** von salbenartiger Consistenz wie vorhin erwähnt, verhält sich vollständig indifferent, so dass es vorzüglich als Salbenconstituens, auch rein als Hautmittel besonders empfohlen.

X. KLASSE.

Spirituöse, ätherhaltende und brenzliche Mittel.

§ 174. Spiritus (vini) rectificatissimus *s. Alcohol vini*, Weingeist (stets da zu verstehen, wo im Text blos „Weingeist" genannt ist). Von 0,830 bis 0,834 spec. Gew., d. h. 90 bis 91 procentig; muss ganz fuselfrei sein.

- b) **dilutus**, *Spiritus vini rectificatus*, verdünnter Spiritus, Weingeist (rectificirter oder schwacher). 3 Th. destillirtes Wasser auf 7 Th. des vorigen, also etwa 63% Alkohol enthaltend = 0,892 spec. Gew.
- c) **Alcohol absolutus**, gelegentlich bei Bereitungen erwähnt.
- d) **Spiritus vini cognac.** Franzbranntwein, Cognac. *Spiritus vini cognacensis.* Jetzt officinell, muss 46 bis 50 Gew. Procente Aethyl-Alkohol enthalten. Anregendes Mittel bei Schwächezuständen. In England gebraucht gegen Schweisse der Phthisiker 15 Gramm auf 250 Gramm Milch Abends vor Schlafengehen.
- e) **Spiritus Frumenti.** Kornbranntwein (bez. Nordhäuser.) *Spiritus Oryzae*, Arrak, *Spiritus Sacchari*, Rum etc.

§ 175. Vinum, Wein. In drei Sorten officinell:

1. **generosum album**, guter Wein (meistens Rheinwein).

2. **generosum rubrum**, guter Rothwein (meistens Bordeaux).
3. **Xerense** *s. hispanicum dulce*, süsser spanischer Wein, Malaga, Xeres, spanischer Sekt.
4. **hungaricum dulce** (*tockayense*), ungarischer Süsswein (vulgo Tokayer).

§ **176. Aether** (*purus s. sulfuricus*), *Aether vitrioli, Naphtha vitrioli.* Aether, Schwefeläther, Vitriolnaphtha. Völlig verfliegend, ohne Nachgeruch. Spec. Gew. 0,728. — *Dosis:* 5 bis 20 Tropfen in Wasser, Syrup oder Gallertkapseln (*Globuli aetheris, Perles d'éther*).

b) **Spiritus aethereus** *s. sulfurico-aethereus*, *Liquor anodynus mineralis* (*Hoffmanni*), Aetherweingeist, Schwefeläthergeist, Hoffmann's Tropfen. 1 Th. Aether in 3 Th. Weingeist Spec. Gew. 0,808 bis 0,812. — *Dosis:* 15 Tropfen bis theelöffelweise.

§ **177. Spiritus aetheris chlorati**, *Spiritus muriatico-aethereus s. salis dulcis*, Chloräther, versüsster Salzgeist. Säurefrei. Spec. Gew. 0,838 bis 0,842. — *Dosis:* 10 bis 30 Tropfen.

§ **178. Spiritus aetheris nitrosi**, *Spiritus nitroso-s. nitrico-aethereus, Spiritus nitri dulcis*, versüsster Salpetergeist, Salpeteräthergeist. Möglichst säurefrei. Von 0,840 bis 850 spec. Gew. — *Dosis:* 10 bis 30 Tropfen.

b) **Amylium nitrosum.** Salpetrigsaurer Amyläther, Amylnitrit, Klare, gelbliche, flüchtige Flüssigkeit, von angenehmem Geruch. In Wasser kaum löslich, in Weingeist und Aether in jedem Verhältniss mischbar. — *Dosis:* 1 bis 2 Tropfen mehrmals täglich. Aeusserlich zu Inhalationen 2 bis 5 Tropfen gegen Angina pectoris, Herzfehler, Asthma, Cardialgie und andere Neuralgien, Ohrensausen, Epilepsie etc. Officinell.

§ **179. Aether aceticus**, *Naphtha aceti*, Essigäther. Säurefrei, von 0,900 spec. Gew. — In Spiritus löslich. (1 Th. zu 3 Th. Weingeist der *Spiritus acetico-aethereus* der alten Pharm.)

X. Klasse. Spirituöse, ätherhaltende

§ 180. Aethylenum chloratum, *Elaylum chloratum*, *Liquor hollandicus*, Aethylenchlorid, Elaylchlorid, holländische Flüssigkeit. Klare, wie Chloroform riechende Flüssigkeit von 1,270 spec. Gew., leicht in Weingeist und Aether, aber fast gar nicht in Wasser löslich.

b) **Aethylenum bromatum.** Aethylbromür, Bromäthyl. Farblose ätherartig riechende Flüssigkeit von 1,4 spec. Gew. in Wasser wenig in Alkohol und Aether in jedem Verhältnisse löslich. Bewirkt schnelle Narcose ohne üble Nachwirkung.

c) **Spiritus acetico-aethereus,** *Liq. anodynus vegetabilis*, Essigäthergeist. 1 Th. Essigäther in 3 Th. Alkohol. — *Dosis:* 10 bis 40 Tropfen.

§ 181. Chloroformium, *Formylum trichloratum*, *F. chloratum*, Chloroform, Formylchlorid. Klar, flüchtig, von 1,492 bis 1,496 spec. Gew.; in Wasser schwer, in Spiritus, Aether und Oelen leicht löslich. In schwarzen oder blauen und wohlverschlossenen Gefässen aufzubewahren. — *Dosis:* 2 bis 10 Tropfen in Schleim. — *Ext.* als Einreibung: 1 Th. zu 3 Th. Olivenöl oder in 4 Th. Alkohol. — Als Inhalation bis zu 10 Gramm. (Vorsichtig!)

§ 182. Chloralum hydratum (*chrystallisatum*), *Hydratum chlorali*, Chloralhydrat (cryst.). Weisse, durchscheinende Krystalle von aromatischem Geruche. Leicht löslich in Wasser, auch in Weingeist, Aether, Petroläther, Benzin, Schwefelkohlenstoff. Bei 56 bis 58° Cels. schmelzend. — *Dosis:* 1 bis 5 Gramm in Lösung mit viel Flüssigkeit.

b) **Butyli chloralum hydratum.** *Crotonis chloralum hydratum.* Crotonchloralhydrat. Weisse, glänzende, blättrige Krystalle in Wasser schwer, in Aether, Alkohol, Glycerin leicht löslich. Empfohlen als Hypnoticum 0,3 bis 0,6 pro dosi, als schmerzstillendes Mittel 0,1 bis 0,3 in Pulver, Pillen oder Mixturform besonders bei Neuralgien.

§ 183. Oleum petrae (*italicum*), Steinöl.

I. **Petroleum crudum,** gelblich oder röthlich.

II. **Petroleum rectificatum,** farblos. Beide in fetten und ätherischen Oelen, Aether und absolutem Alkohol löslich, in Spiritus schwer löslich. — *Dosis:* 5 bis 10 Tropfen in Gallertkapseln.

b) **Aether petroleï,** Petroleumäther. Klar, farblos, nicht stark riechend, in der Hohlhand verfliegend, auf dem Wasser schwimmend, von 0,670 bis 0,675 spec. Gew. Einreibung.

c) **Benzinum** (*petroleï*), Benzin, Benzol. Klare Flüssigkeit von etwa 0,7 spec. Gew., in Spiritus und Aether löslich, in Wasser nicht. — *Dosis:* 4 bis 20 Tropfen in Verdünnung (gegen Darmtrichinen, Magengährung).

§ 184. Acidum carbolicum, *Acidum phenylicum,* Carbolsäure, Phenylsäure, Phenol.

I. **crudum.** Rothbraun, in Wasser spärlich, in Weingeist besser, in heisser Natronlauge ganz löslich. Soll wenigstens 50 % reine Carbolsäure enthalten.

II. **crystallisatum.** Farblos oder schwach röthlich, bei 25 bis 30° schmelzend, in Wasser weniger löslich, aber reichlich in Aether, Chloroform, Weingeist etc. — *Dosis:* 1 bis 5 Centig., in Pillen mit Gelatine überzogen, auch in Lösungen. — *Max. Dosis:* 5, täglich 15 Centig. (Vorsichtig!)

b) **Acidum carbolicum liquefactum.** Verdünnte Carbolsäure, flüssiges Phenol. Eine Mischung aus 100 Th. Carbolsäure und 10 Th. Wasser, klare farblose Flüssigkeit, mit 18 Th. Wasser gemischt, vollkommen klare Flüssigkeit gebend. Officinell.

III. **Aqua carbolisata.** Carbolwasser, Carbolsäurewasser, Phenolwasser, Phenylwasser. 33 Theile *acidum carbolicum liquefactum* mit 967 Theilen Wasser gemischt (3 %). Officinell.

IV. **Creosotum,** *Kreosoton,* Buchenholztheer-Kreosot. In 80 Th. kalten und 24 Th. heissen Wassers, auch in jeder Menge Weingeist, Aether oder Oelen, sowie in Kalilauge löslich. Röthliche Tropfen. — *Dosis:* $1/10$ bis $1/2$ Tropfen, in Pillen mit Gallertüberzug. — *Max. Dosis:* 5 Centig., täglich 20 Centig.

b) **Aqua creosoti**, *Kreosotum solutum*, *loco Aquae Binelli*, Kreosotwasser. 1 Th. Kreosot in 100 Th. Wasser frisch gemischt. Trübe.

c) **Liquor natri carbolici** *s. phenylici*. 5 Th. reine Phenylsäure. 1 Th. Aetznatronlauge und 4 Th. destillirten Wassers. Mit jeder Menge Weingeist oder Wasser mischbar. Ist stets frisch zu bereiten.

d) **Acetum pyrolignosum**, Holzessig:

  I. **crudum.** Durch Destillation von hartem Holze gewonnen, braun, empyreumatisch. Enth. Kreosot u. dergl. nebst etwa 5 % wasserfreier Essigsäure. 20 Th. sollen 1 Th. wasserfreies kohlensaures Natron sättigen.

  II. **rectificatum.** 8 Th. abdestillirt aus 10 Th. rohem Holzessig. Farblos oder gelblich. Enth. also etwa 4 % wasserfreie Essigsäure. — *Dosis:* 10 bis 30 Tropfen in Verdünnung.

§ 185. **Pix liquida,** *Resina empyreumatica liquida,* Theer. Destillat aus Fichten oder Buchenholz:

  I. **abietina,** Fichtentheer.

  II. **fagina,** Buchentheer. — *Dosis:* 30 bis 60 Centig. in Kapseln. — Als Räuchermittel in 1 Schale über der Spirituslampe.

  III. **Oleum juniperi empyreumaticum,** *Oleum cadinum*, Kade-Oel, Kaddig-Oel. Von *Juniperus oxycedrus* Linn. Theerähnlich, dunkelbraun, brenzlich riechend. *Ext.*

  b) **Aqua picis** *s. picea*, Theerwasser. 1 Th. Theer mit 10 Th. Wasser ein Paar Tage digerirt und abgegossen. Klar, gelblich. — *Dosis:* tassen- und becherweise.

§ 186. **Oleum animale aethereum** *s. Dippelii,* ätherisches Thieröl, Dippel's Oel. Durch Abdestilliren von dem *Oleum animale foetidum* gewonnen. Klar, farblos oder gelblich. — *Dosis:* 3 bis 10 Tropfen, in Pillen mit Gallertüberzug.

  b) **Oleum animale foetidum,** *Oleum cornu Cervi,* stinkendes Thier- oder Hirschhornöl, dunkelbraun, in 3 Th. Spiritus löslich.

c) **Ammonium carbonicum pyro-oleosum**, *Sal volatile cornu cervi*, brenzlich kohlensaures Ammonium, Hirschhornsalz. Wird aus 32 Th. reinem kohlensauren Ammon und 1 Th. Thieröl gemischt. — *Dosis:* 2 bis 6 Centig., in Pulver oder Lösung.

d) **Liquor ammonii carbonici pyro-oleosi**, *Liquor cornu cervi rectificatus*, Hirschhorngeist, brenzliche kohlensaure Ammonflüssigkeit. 1 Th. brenzliches Ammon in 5 Th. destillirten Wassers. — *Dosis:* 10 bis 30 Tropfen in Verdünnung.

e) **Liquor ammonii succinici**, *Spiritus seu Liquor cornu cervi succinatus*, bernsteinsaure Ammonflüssigkeit, Bernstein-Salmiaktropfen. 1 Th. Bernsteinsäure in 8 Th. destillirten Wassers gelöst und durch brenzliches Ammon (etwa 1 Th.) neutralisirt. — *Dosis:* 10 bis 30 Tropfen in Verdünnung.

f) **Succinum**. Bernstein. Fossiles Harz von vorweltlichen Zapfenbäumen.

g) **Oleum succini crudum**, braun dicklich, in 8 Th. Spiritus löslich.

h) **Oleum succini rectificatum**, flüssig gelblich, später bräunend, in 8 Th. Spiritus löslich. — *Dosis:* 5 bis 10 Tropfen in Pillen mit Gallertüberzug.

i) **Acidum succinicum crudum**. *Sal succini*. Bernsteinsäure, rohe oder brenzliche. Gelblich empyreumatisch, in 24 Th. kaltem, in heissem Wasser sowie in Spiritus leicht löslich. — *Dosis:* 20 bis 30 Centig. in Pulvern, Pillen oder Lösung.

k) **Acidum succinicum depuratum**, vide § 40.

XI. KLASSE.
Aetherisch-ölige Mittel.
A. Gewürze.
(Aetherisch-ölige Genussmittel.)

§ 187. I. **Fructus anisi stellati,** *Semen anisi stellati,* Sternanis. Von *Illicium anisatum* L. — *Dosis:* 30 bis 80 Centig.

II. **Fructus anisi vulgaris,** *Semen anisi vulgaris,* Anis. Von *Pimpinella anisum* L. — *Dosis:* 30 bis 80 Centig.

b) **Oleum anisi,** Anisöl. Farblos oder gelblich, in kühler Luft krystallinisch, in 4 bis 5 Th. Weingeist löslich. — *Dosis:* 1 oder ein Paar Tropfen.

c) **Aqua anisi,** Aniswasser. 20 Th. wässriges Destillat aus 1 Theil. Thee- oder esslöffelweise.

§ 188. Fructus foeniculi *s. feniculi (vulgaris), Semen foeniculi vulgaris,* Fenchelsamen. Von *Foeniculum officinale Allioni* (*Anethum foeniculum* Linn.). — *Dosis:* 30 bis 80 Centig.

b) **Oleum foeniculi,** Fenchelöl. Dünn, bei 8 bis 18° krystallinisch fest werdend, in 1 oder 2 Th. Weingeist löslich. — *Dosis:* 1 bis 4 Tropfen.

c) **Aqua foeniculi** (*s. feniculi*), Fenchelwasser. 30 Th. Destillat aus 1 Th. Fenchelsamen. — *Dosis:* esslöffelweise.

d) **Syrupus foeniculi,** Fenchelsyrup. 1 Th. Fenchel mittels 12 Th. heissen Wassers infundirt, in der Colatur Zucker (18 Th. auf 10 Th.) gelöst. — *Dosis:* theelöffelweise.

e) **Fructus foeniculi cretici,** von *Foeniculum dulce* Dec. Süsser Fenchel, vielfach als Thee den *Fruct. foeniculi vulg.* vorgezogen. — *Dosis:* $1/_2$ bis 1 Gramm.

f) **Romershausens Augenessenz.** Alkoholischer Auszug aus der frischen blühenden Pflanze, vor dem Gebrauche mit 5 Th. dest. Wassers verdünnt.

XI. Klasse. A. Gewürze.

§ 189. Fructus carvi, *Semen carvi*, Kümmel, Karbe. Von *Carum carvi* Linn. — *Dosis:* ½ bis 2 Gramm, als Pulver, Aufguss etc.

b) **Oleum carvi**, Kümmelöl, Karbenöl. Farblos, in Weingeist löslich. — *Dosis:* ½ bis 3 Tropfen.

§ 190. Fructus coriandri, *Semen coriandri*, Koriander. Von *Coriandrum sativum* Linn. — *Dosis:* ½ bis 1 Gramm.

§ 191. I. Semen myristicae. *Nuces moschatae*, Muskatnüsse. Von *Myristica fragrans* Houttuyn.

II. **Macis.** *Flores macis*, Muskatblüthe. Samenhüllen von derselben. — *Dosis:* 30 bis 60 Centig.

b) **Tinctura macidis**, Macistinctur. 1 Th. Macis mit 5 Th. Weingeist ausgezogen. — *Dosis:* 20 bis 50 Tropfen.

c) **Oleum macidis**, Muskatblüthenöl, Macisöl. Dünn, farblos oder gelblich, in 6 Th. Weingeist löslich. — *Dosis:* ½ bis 2 Tropfen.

d) **Oleum myristicae** *s. nucis moschatae (expressum), Oleum s. Butyrum nucistae*, Muskatnussöl. Talgartig, orangefarbig, in 4 Th. kochenden Aethers löslich, bei 45 bis 48° schmelzend.

e) **Balsamum nucistae**, *Ceratum myristicae*, Muskatpflaster, Muskatcerat, Muskatbalsam. 1 Th. gelbes Wachs, 2 Th. Provenceröl und 6 Th. Muscatnussöl verschmolzen.

f) **Emplastrum aromaticum** *s. stomachicum*, aromatisches Pflaster, Magenpflaster. Gelbes Wachs 32 Th., Talg 24 Th. und Terpenthin 8 Th. zusammengeschmolzen; dazu 6 Th. Muskatbutter, 16 Th. Olibanum, 8 Th. Benzoë, 1 Th. Pfefferminzöl, 1 Th. Nelkenöl. Graubraun, in Wachspapier aufzubewahren.

§ 192. Fructus vanillae. *Siliqua vanillae*, Vanille. Von *Vanilla planifolia* Andrews (*Epidendron Vanilla* L.). Zu verwerfen sind die Lagueyra- und Pompona-Sorten. — *Dosis:* 10 bis 30 Centig. in Pulver, Aufguss.

b) **Vanilla saccharata**, *Saccharum vanillae*, Vanillenzucker. 1 Th. Vanille mit 9 Th. Zucker verrieben. — *Dosis:* 20 bis 50 Centig.

XI. Klasse. A. Gewürze.

c) **Tinctura vanillae,** Vanillentinctur. 1 Th. Vanille mit 5 Th. verdünnten Weingeistes ausgezogen. — *Dosis:* 20 bis 50 Tropfen.

§ 193. **Cortex fructus citri,** *Flavedo citri,* Citronenschale. Die gelbe äusserste Fruchtschale von *Citrus limonum* Dec. und *Citrus medica* Risso. — *Dosis:* ½ bis 2 Gramm.

b) **Oleum citri** *s. de cedro,* Citronenöl. Gelblich, in 10 bis 20 Th. Weingeist löslich. Aus den frischen Citronenschalen ausgepresst. — *Dosis:* ½ bis 2 Tropfen.

§ 194. **Oleum bergamottae,** Bergamottöl. Von *Citrus bergama* Risso. Blass- oder grünlich-gelb, in Weingeist löslich. Zu Parfüm.

§ 195. **Flores aurantii,** *Fl. naphae,* Orangen- oder Pomeranzenblüthen. Von *Citrus vulgaris* Risso, *Citrus aurantium var. amara* Linn. — *Dosis:* 4 bis 8 Gramm, auf 1 Paar Tassen Thee.

b) **Oleum florum aurantii** *s. naphae, Ol. neroli,* Pomeranzenblüthen-, Orangenblüthen- oder Neroliöl. Gelblich, in āā Weingeist löslich. — *Dosis* ½ bis 2 Tropfen.

c) **Aqua florum aurantii** *s. naphae,* Orangenblüthenwasser. Aus dem käuflichen Orangenblüthenwasser und gleichen Theilen destillirten Wassers gemischt. — *Dosis:* thee- und esslöffelweise.

d) **Syrupus florum aurantii,** *S. naphae (loco Syrupi capillorum veneris),* Orangenblüthensyrup, Kapillärsaft, Pomeranzenblüthensyrup. 60 Th. Zucker in 20 Th. Pomeranzenblüthenwasser und 20 Th. dest. Wasser. — *Dosis:* thee- und esslöffelweise.

§ 196. **Cortex cinnamomi,** Zimmt.

I. **Cortex cassiae** *s. cinnam. chinensis s. sinensis, Cassia cinnamomea,* chinesischer Zimmt, Zimmtkassie. Von *Cinnamomum cassia* Fr. Nees. — *Dosis:* 20 bis 50 Centig.

II. **Cortex cinnamomi zeylanici** *s. acuti s. genuini, Cinnamomum acutum,* ächter oder Zeylonzimmt,

XI. Klasse. *A*. Gewürze. 63

guter Kaneel. Von *Cinnamomum zeylanicum* Breyn. (*Laurus cinnam.* Linn.), aus Zeylon kommend. — *Dosis:* 20 bis 50 Centig.

b) **Oleum cinnamomi zeylanici,** zeylonisches Zimmtöl. Dicklich, gelblich oder rothbraun, in Weingeist löslich. — *Dosis:* $1/_2$ bis 2 Tropfen, am besten in Alkohol.

c) **Oleum cinnamomi cassiae,** *Ol. cassiae,* Zimmtkassienöl, vulgo Zimmtöl. Dicklich, gelblich oder braungelblich, in Weingeist löslich. — *Dosis:* $1/_2$ bis 2 Tropfen.

d) **Aqua cinnamomi** (*simplex*), einfaches Zimmtwasser. 10 Th. destillirt aus 1 Th. Zimmt, 1 Th. Weingeist. — *Dosis:* esslöffelweise.

e) **Aqua cinnamomi spirituosa** *s. vinosa,* weingeistiges Zimmtwasser. 5 Th. Destillat aus 1 Th. Zimmtkassie, 1 Th. Weingeist und 10 Th. Wasser. — *Dosis:* theelöffelweise.

f) **Syrupus cinnamomi,** Zimmtsyrup. 10 Th. Zimmtkassie mit 50 Th. Zimmtwasser 2 Tage lang ausgezogen, in der Colatur (40 Th.) 60 Th. Zucker gelöst.

g) **Tinctura cinnamomi,** Zimmttinctur. Aus 1 Th. Zimmtkassie mit 5 Th. verdünnten Weingeistes ausgezogen. — *Dosis:* 20 bis 60 Tropfen.

h) **Pulvis aromaticus,** aromatisches oder Gewürzpulver. 5 Th. Zimmtkassie, 3 Th. Kardamomen und 2 Th. Ingwer. — *Dosis:* messerspitzenweise.

i) **Tinctura aromatica,** Gewürztinctur, aromatische Tinctur. Zimmtkassie 5 Th., Kardamomen, Würznelken, Galgantwurzeln je 1 Th., Ingwerwurzeln 2 Th. mit 50 Th. verdünntem Weingeist ausgezogen. — *Dosis:* 20 bis 60 Tropfen.

§ 197. **Rhizoma zingiberis.** *Radix zingiberis,* Ingwer. Von *Zingiber officinale* Roscoe (*Amomum zingiber* Linn.). — *Dosis:* messerspitzenweise.

b) **Tinctura zingiberis,** Ingwertinctur. 1 Th. Ingwer mit 5 Th. verdünntem Weingeist ausgezogen.

§ 198. **Rhizoma zedoariae.** *Radix zedoariae*, Zittwerwurzel. Von *Curcuma zedoaria* Roscoe (*Amomum zedoaria* Linn.). — *Dosis:* messerspitzenweise.

§ 199. **Rhizoma curcumae.** *Radix curcumae*, Curcume, Kurkumewurzel, Gelbwurz. Von *Curcuma longa* Linn. und *C. viridiflora* Roxb. — *Dosis:* messerspitzenweise.

§ 200. **Rhizoma galangae.** *Radix galangae* (*minoris*), Galgant. Von *Alpinia officinarum* Fletch. — *Dosis:* $1/2$ bis 2 Gramm in Pulver, Aufguss etc.

§ 201. **Fructus cardamomi minoris.** *Semen cardamomi minoris*, *Cardamomum minus et malabaricum*, kleiner Kardamom. Von *Elettaria cardamomum* White et Mattoni. — *Dosis:* 30 bis 60 Centig.

§ 202. **Caryophylli** (*aromatici*), Gewürznelken, Würznelken. Die Blüthenträger von *Caryophyllus aromaticus* Linn. Sollen beim Kauen stark brennen und zwischen den Fingern gepresst ätherisches Oel ausschwitzen. — *Dosis:* 20 bis 50 Centig. in Pulvern oder Aufguss.

b) **Oleum caryophyllorum**, Nelkenöl. Dicklich, gelblich oder bräunlich, schwerer als Wasser, in Weingeist löslich. — *Dosis:* $1/2$ bis 2 Tropfen.

§ 203. **Herba cochleariae** (*recens*), Löffelkraut. Von *Cochlearia officinalis* Linn., frisch.

b) **Spiritus cochleariae**, Löffelkrautspiritus. Aus 8 Th. frischen, blühenden Löffelkrautes werden, mit Zusatz von āā 3 Th. Weingeist und Wasser, 4 Th. abdestillirt.

§ 203 A. **Herba nasturtii** (*aquatici*), Brunnenkresse. Von *Nasturtium officinale* Brown. (*Sisymbrium nasturtium* L.) frisch gepresst als Kräutersaft *succus nasturtii rec. expressus.*

B. Arzneiliche Aethereoleosa.

§ 204. **Flores tiliae.** Lindenblüthen. Von *Tilia ulmifolia* und *T. platyphyllos* Scop. — *Dosis:* 5 bis 15 Gramm auf 1 Paar Tassen Thee.

XI. Klasse. B. Arzneiliche Aethereoleosa.

b) **Aqua tiliae**, Lindenblüthenwasser. 10 Th. Destillat aus 1 Th. Lindenblüthen. (Oder mittels Verdünnung aus *Aqua tiliae concentrata*.) — *Dosis:* esslöffelweise.

§ 205. Flores sambuci, Fliederblumen, Hollunderblüthen. Die Blüthenrispen von *Sambucus nigra* Linn. — *Dosis:* 5 bis 15 Gramm auf 1 Paar Tassen Thee.

b) **Aqua sambuci**, Fliederwasser. 10 Th. Destillat aus 1 Th. Fliederblumen. (Oder durch Verdünnung der *Aqua sambuci concentrata* hergestellt.) — *Dosis:* esslöffelweise.

§ 206. Aqua rubi idaei, Himbeerwasser. 2 Th. wässeriges Destillat aus 1 Th. der frisch ausgepressten Himbeerkuchen (oder durch Verdünnen der *Aqua rubi idaei concentrata* herzustellen). — *Dosis:* esslöffelweise.

§ 207. Flores rosae (*pallidae s. incarnatae*), *Flores rosarum*, Rosenblumen, Centifolienblätter. Von *Rosa centifolia* Linn. Getrocknet oder in Salz aufbewahrt.

b) **Aqua rosae** *s. rosarum*, Rosenwasser. 4 Tropfen Rosenöl werden mit 1000 Th. warmen Wassers eine Weile geschüttelt und dann filtrirt. Sei klar.

c) **Unguentum rosatum** *s. pomadinum*, Rosenpomade, Rosensalbe. 1 Th. Rosenwasser in 10 Th. Schweineschmalz und 5 Th. Weisswachs gerührt. Schön weiss.

d) **Mel rosatum**, Rosenhonig. 1 Th. Rosenaufguss zu 10 Th. Honig.

e) **Oleum rosae** *s. rosarum* (*aethereum*), Rosenöl (Damaszener). Im Orient aus den Blüthen von *Rosa moschata* Mill., *R. damascena* Mill. (u. a.) gewonnen. Dicklich, krystallisirend, bei 25^0 schmelzend, in 90 Th. Weingeist löslich. (Darf nicht mit Geraniumöl, *Oleum Geranii rosati*, verfälscht sein!)

§ 208. Rhizoma iridis, *Radix iridis florentinae*, Veilchenwurzel (Florentiner). Von *Iris florentina* Linn. — *Dosis:* messerspitzenweise.

§ 209. Folia rutae, *Herba rutae*, Raute. Von *Ruta graveolens* Linn.

b) **Oleum rutae** (*aethereum*), Rautenöl. Gelblich, in Spiritus leicht löslich. — *Dosis:* ½ bis 2 Tropfen.

§ 209 A. Herba veronicae *recens*. Ehrenpreis. Von *Veronica officinalis* L., frisch zum Kräutersaft.

§ 210. Radix levistici, Liebstöckelwurzel. Von *Levisticum officinale* Koch (*Ligusticum levisticum* Linn.). — *Dosis:* ½ bis 2 Gramm in Aufguss.

§ 211. Rhizoma imperatoriae, *Radix imperatoriae s. ostruthii*. Von *Imperatoria ostruthium* Linn. — *Dosis:* ½ bis 1 Gramm in Pulver, Aufguss (5 bis 10 Gramm auf 150 Colatur).

§ 212. Radix angelicae *s. archangelicae*, Engelwurzel. Von *Archangelica officinalis* Hoffmann (*Angelica Archangelica* Linn.). — *Dosis:* ½ bis 2 Gramm in Aufguss.

b) **Spiritus angelicae compositus** (statt des *Spiritus theriacalis*), Engelwurzspiritus (zusammengesetzter). 16 Th. Engelwurz, 4 Th. Baldrian und 4 Th. Wacholder, mit 75 Th. Weingeist und 125 Th. Wasser destillirt; in dem Destillat (100 Th.) werden 2 Th. Kampfer gelöst. — *Dosis:* ½ bis 2 Gramm.

§ 213. Herba meliloti (*citrini*), *Summitates m.*, Steinklee (gelber), Meliloten. Von *Melilotus officinalis* Persoon (*Trifolium melilotus* Linn.), Aeste der 2jährigen Pflanze.

b) **Emplastrum meliloti,** Melilotenpflaster. 2 Th. gepulvertes Melilotenkraut in einer Masse aus 4 Th. gelbem Wachs und 1 Th. Terpenthin.

§ 214. Flores lavandulae *s. lavendulae*, Lavendel. Von *Lavandula officinalis* Chaix (*vera* Dec.).

b) **Oleum lavandulae,** Lavendelöl. Gelblich, in gleichen Theilen Weingeist löslich.

c) **Oleum spicae** (*aethereum*) Spiköl. Von *Lavandula latifolia*. Farblos oder gelblich, in Spiritus leicht löslich.

d) **Spiritus lavandulae,** Lavendelgeist, *Eau de Lavande.* Aus 1 Th. Lavendelblumen werden nach Zusatz von ā̄ 3 Th. Weingeist und Wasser 4 Th. abdestillirt.

§ 215. **Herba thymi,** Gartenthymian, römischer Quendel. Von *Thymus vulgaris* Linn.

b) **Oleum thymi,** Thymianöl. Dünn, farblos oder gelblich, in ā̄ Weingeist löslich.

§ 216. **Herba serpylli,** Quendel, Feldkümmel, wilder Thymian. Von *Thymus serpyllum* Linn.

b) **Spiritus serpylli,** Quendelspiritus, Feldkümmelspiritus. Aus 1 Th. Quendel werden, nach Zusatz von ā̄ 3 Th. Weingeist und Wasser, 4 Th. abdestillirt.

§ 217. **Herba majoranae,** Mairan. Von *Origanum majorana* Linn.

b) **Oleum majoranae,** Mairanöl. Dünn, gelblich, in Weingeist löslich.

c) **Unguentum majoranae,** Mairanbutter, Mairansalbe. 1 Th. Mairan (mit etwas Weingeist befeuchtet) wird mit 5 Th. Schweinefett digerirt, ausgepresst und filtrirt.

§ 218. **Folia menthae piperitae,** *Herba m. p.*, Pfefferminze. Von *Mentha piperita* Linn. — *Dosis:* 4 bis 12 Gramm zu 2 Tassen Thee.

b) **Oleum menthae piperitae,** Pfefferminzöl. Farblos oder gelblich oder grünlich, in ā̄ Weingeist löslich. — *Dosis:* 1 bis 3 Tropfen in Pulver, Plätzchen oder Spiritus.

c) **Aqua menthae piperitae** (*simplex*), Pfefferminzwasser (einfaches). 10 Th. Destillat aus 1 Th. Pfefferminzblätter. — *Dosis:* esslöffelweise.

d) **Aqua menthae piperitae spirituosa** (*seu vinosa*), weingeistiges Pfefferminzwasser. 1 Th. Pfefferminze, 1 Th. Weingeist und 10 Th. Wasser, davon abdestillirt 5 Th. Trübe. — *Dosis:* theelöffelweise. Als Theesurrogat in heissem Wasser.

e) **Spiritus menthae piperitae anglicus,** Englische Pfefferminzessenz. 1 Th. Pfefferminzöl in 9 Th. Weingeist. Wie voriges.

f) **Rotulae menthae piperitae,** Pfefferminzkuchen oder Plätzchen. 1 Th. Pfefferminzöl (mittels 2 Th. Weingeist verdünnt) auf 100 Th. Zuckerplätzchen vertheilt.

g) **Syrupus menthae piperitae,** Pfefferminzsyrup. 10 Th. zerschnittene Pfefferminzblätter werden mit 5 Th. Weingeist angefeuchtet, sodann mit 50 Th. dest. Wassers einen Tag macerirt und in 40 Th. der Colatur 60 Th. Zucker gelöst. Sei grünlich braun.

h) **Tinctura gingivalis Bototi** (*Eau de Botot*). Anies 80 Th., Zimmtkassia und Gewürznelken je 20 Th., Pfefferminzöl 10 Th. mit 2240 Th. Alkohol digerirt, dazu 1 Th. *Tinct. ambrae* (nach Bouchardat).

§ 219. **Folia menthae crispae,** *Herba m. cr.,* Krauseminze. Von *Mentha crispa* Linn. und *crispata* Schrader. — *Dosis:* 4 bis 12 Gramm als Theeaufguss.

b) **Oleum menthae crispae,** Krauseminzöl. Gelblich oder grünlich, in Weingeist löslich. — *Dosis:* 1 bis 3 Tropfen.

c) **Aqua menthae crispae,** Krauseminzwasser. 10 Th. Destillat aus 1 Th. Krauseminzblättern. — *Dosis:* esslöffelweise.

d) **Syrupus menthae crispae,** Krauseminzsyrup. 1 Th. Krauseminzblätter mit 5 Th. destillirten Wassers digerirt; in der Colatur Zucker (18 Th. auf 10 Th. Flüssigkeit) aufgelöst.

e) **Spiritus menthae crispae anglicus,** Englische Krauseminzessenz. 1 Th. Oleum menthae crispae in 9 Th. Weingeist.

§ 219 A. **Herba pulegii** (*Polei*). Von *Mentha pulegium* L.

§ 220. **Folia melissae,** *Herba melissae* (*citratae*), Citronenmelisse, Melissenblätter. Von *Melissa officinalis* Linn., var. *citrata* Bischof. — *Dosis:* 4 bis 12 Gramm als heisser Aufguss.

b) **Oleum melissae,** Melissenöl. Farblos oder gelblich, dünn, in Spiritus leicht löslich. — *Dosis:* 1 bis 3 Tropfen.

c) **Aqua melissae**, Melissenwasser. 10 Th. Destillat aus 1 Th. Melissenblumen. (Oder durch Verdünnung der *Aqua melissae concentrata.*) — *Dosis:* esslöffelweise.

d) **Spiritus melissae compositus**, zusammengesetzter Melissengeist. (Statt des Karmeliterwassers, Karmelitergeistes.) 14 Th. Melissenblätter und 12 Th. Citronenschale, nebst 6 Th. Muskatnuss und āā 3 Th. Zimmtcassie und Würznelken, werden mit 150 Th. Weingeist und 250 Th. Wasser destillirt; Product 200 Th. — *Dosis:* 20 Tropfen bis theelöffelweise.

§ 221. **Folia rorismarini**, *Herba rorism.*, *Herba anthos*, Rosmarin. Von *Rosmarinus officinalis*.

b) **Oleum rorismarini** *s. rosmarini*, Rosmarinöl. Dünn, farblos, in āā Weingeist löslich.

c) **Spiritus rorismarini** *s. rosmarini*, *Sp. anthos*, Rosmaringeist. Aus 1 Th. Rosmarin werden, nach Zusatz von āā 3 Th. Weingeist und Wasser, 4 Th. abdestillirt.

d) **Unguentum rorismarini compositum**, *U. nervinum*, Nervensalbe, Rosmarinsalbe. Wacholder- und Rosmarinöl āā 1 Th., Muskatöl und gelbes Wachs āā 2 Th., mit 8 Th. Talg und 16 Th. Schweinefett verrieben. Gelblich.

e) **Aqua vulneraria spirituosa** *s. vinosa s. gallica*, weisse Arquebusade, französisches Schuss- oder Wundwasser. Pfefferminze, Rosmarin, Raute, Salbei, Wermuth und Lavendel āā 1 Th. mit 18 Th. Weingeist und 50 Th. Wasser macerirt, davon abdestillirt 36 Th. Trübe, stark aromatisch.

f) **Species aromaticae**, *Sp. pro cucuphis*, aromatische Kräuter. Pfefferminze, Quendel, Thymian und Lavendel āā 2 Th. mit Würznelken und Cubeben āā 1 Th. grob zerkleinert.

g) **Vinum aromaticum**, aromatischer oder Gewürzwein. 2 Th. aromatische Kräuter mit 5 Th. Aqua vulner. spir. und 16 Th. Rothwein 8 Tage digerirt.

h) **Aqua aromatica** *s. cephalica*, *Aqua s. Balsamum embryonum*, Schlagwasser, Kinderwasser.

Salbei 4 Th., Rosmarin, Pfefferminze und Lavendel ää 2 Th., Fenchel 1 Th., Zimmtkassie 1 Th., mit 26 Th. Weingeist und 130 Th. Wasser einen Tag lang macerirt, dann 72 Th. abdestillirt. Ist trübe, stark aromatisch.

§ 222. Folia salviae, *Herba salviae,* Salbei. Von *Salvia officinalis* Linn. — *Dosis:* 4 bis 12 Gramm in ein Paar Tassen Thee.

b) **Oleum salviae,** Salbeiöl. Blassgelb, dünn, in Spiritus leicht löslich. — *Dosis:* ¹/₂ bis 2 Tropfen, am besten in Spiritus.

c) **Aqua salviae,** Salbeiwasser. 10 Destillat aus 1 Th. Salbei oder durch Verdünnung der *Aqua salviae concentrata.* — *Dosis:* thee- und esslöffelweise.

§ 223. Flores chamomillae romanae *s. anthemidis,* römische Kamille. Von *Anthemis nobilis* Linn. — *Dosis:* 4 bis 16 Gramm auf ein Paar Tassen Thee.

II. **Flores chamomillae vulgaris,** (Feld-) Kamillen, Helmerchen. Von *Matricaria chamomilla* Linn. Durch den hohlen, kegelförmigen Fruchtboden zu unterscheiden. — *Dosis:* 4 bis 16 Gramm auf ein Paar Tassen Thee.

b) **Oleum chamomillae aethereum,** Kamillenöl (ätherisches). Dunkelblau, dicklich in 8 bis 10 Th. Weingeist löslich. — *Dosis:* ¹/₄ bis 2 Tropfen, am besten mit Spiritus verdünnt.

c) **Oleum chamomillae infusum** (statt des **coctum**), fettes Kamillenöl. 2 Th. Kamillenblüthen werden erst mit 1 Th. Weingeist angefeuchtet, dann mit 20 Th. Olivenöl in der Wärme digerirt, ausgepresst und filtrirt. Gelblichgrün, klar.

d) **Aqua chamomillae** (*vulgaris*), Kamillenwasser. 10 Th. Destillat aus 1 Th. Kamille (oder durch Verdünnen von 1 Th. *Aqua chamomillae concentrata* in 9 Th. Wasser hergestellt). — *Dosis:* esslöffelweise.

e) **Syrupus chamomillae** (*vulg.*), Kamillensyrup. 3 Th. Kamillen mit 15 Th. destillirten Wassers übergossen, in der Colatur (auf 10 Th.) 18 Th. Zucker aufgelöst.

f)• **Extractum chamomillae** (*vulgaris*), Kamillenextract. Mit Wasser und Weingeist ausgezogen. — *Dosis:* ½ bis 1 Gramm.

g) **Species emollientes,** *Species ad cataplasma,* erweichende Kräuter, Eibisch- und Malvenblätter, Melilote, Feldkamillen und Leinsamen zu gleichen Theilen, grob gepulvert. Officinell.

h) **Species resolventes.** Zertheilende Kräuter. Melisse, Pfefferminze, Mairan und Origanum je 2 Th., Kamillen, Lavendel und Fliederblüthen je 1 Th. (Ph. saxon. etwas abweichend).

§ 224. **Radix artemisiae,** Beifusswurzel. Von *Artemisia vulgaris* Linn. — *Dosis:* 1 bis 4 Gramm als Pulver in Bier.

§ 225. **Radix valerianae** (*minores vel montana*), Baldrian. Von *Valeriana officinalis* Linn. (*var. minor.*). — *Dosis:* ½ bis 2 Gramm, in Aufguss 10 bis 20 Gramm auf 150 Colatur.

b) **Oleum valerianae,** Baldrianöl. Dicklich, bräunlichgelb oder grünlichgelb, in Weingeist löslich. — *Dosis:* 1 bis 3 Tropfen mit Zucker, in Pillen, Lösungen.

c) **Aqua valerianae,** Baldrianwasser. 10 Th. Destillat aus 1 Th. Baldrianwurzel. — *Dosis:* thee- und esslöffelweise.

d) **Tinctura valerianae** (*simplex*), Baldriantinctur (einfache). 1 Th. Baldrianwurzel mit 5 Th. verdünntem Weingeist ausgezogen. — *Dosis:* 20 bis 50 Tropfen.

e) **Tinctura valerianae aetherea,** ätherische Baldriantinctur. 1 Th. Baldrianwurzel mit 5 Th. Aethergeist ausgezogen. — *Dosis:* 20 bis 50 Tropfen.

f) **Extractum valerianae,** Baldrianextrakt. Mit Weingeist und Wasser ausgezogen. Lösung trübe. — *Dosis:* ½ bis 2 Gramm.

§ 226. **Herba chenopodii ambrosioïdis,** *Herba botryos mexicanae,* Jesuitenthee, mexikanisches Traubenkraut, Ambrosiathee. Von *Chenopodium ambrosioïdes* Linn. — *Dosis:* 1 bis 4 Gramm in Aufguss als Thee.

§ 227. Radix serpentariae, virginische Schlangenwurzel. Von *Aristolochia serpentaria* Linn. — *Dosis:* ½ bis 2 Gramm in Aufguss. (10 bis 20 Gramm auf 150.)

§ 228. Fructus lauri, *Baccae lauri,* Lorbeeren. Von *Laurus nobilis* Linn. — *Dosis:* 30 bis 60 Centig. in Pulvern.

b) **Oleum lauri** (*unguinosum s. expressum*), *Oleum laurinum,* Lorbeer- oder Looröl. Fett, grün, oder grüngelb, in 1½ Th. Aether löslich. — *Dosis:* ½ bis 2 Tropfen.

§ 229. Lignum sassafras, Sassafras, Fenchelholz. Die holzige Wurzel von *Sassafras officinale* Nees (*Laurus sassafras* Linn.). — *Dosis:* 4 bis 20 Gramm täglich in Abkochung.

§ 230. Camphora, Kampfer. Destillat aus *Camphora officinarum* Nees (*Laurus camphora* L.). Weisse, durch Weingeistzusatz zerreiblich werdende Stückchen; in Wasser gar nicht, in Weingeist, Aether, Essigsäure, fetten und ätherischen Oelen leicht löslich. — *Dosis:* 3 bis 30 Centig.

b) **Spiritus camphoratus,** *Spiritus camphorae,* Kampferspiritus. 1 Th. Kampfer in 7 Th. Weingeist mit 2 Th. Wasser. — *Dosis:* 10 bis 30 Tropfen. Bei Collapsus theelöffelweise in heissem Wasser, Thee oder Grog.

c) **Vinum camphoratum,** Kampferwein. Kampfer 1 Th. in 1 Th. Weingeist gelöst, unter Umschütteln allmählich 3 Th. Gummi arabicumschleim und 45 Th. Weisswein zugesetzt. Weisslich trübe Flüssigkeit, welche man vor dem Dispensiren umschütteln muss.

d) **Oleum camphoratum,** Kampferöl. 1 Th. Kampfer in 9 Th. besten Olivenöls gelöst. — *Dosis:* ½ bis 2 Gramm in Emulsion.

§ 231. Oleum cajeputi, Kajeput- oder Cajaputöl. Von *Melaleuca leucadendron* Linn. und *M. minor* Smith. In Spiritus löslich.

a) **crudum,** gelblich oder grünlich.

b) **rectificatum,** farblos oder schwachgelblich. — *Dosis:* 1 bis 3 Tropfen in Pulvern, Pillen, Spiritus.

§ **232. Moschus,** Moschus. Drüsensecret von *Moschus moschiferus* Linn. — *Dosis:* 5 bis 30 Centig.
- b) **Tinctura moschi,** Moschustinctur. 1 Th. Moschus mit 25 Th. Wasser verrieben, dazu 25 Th. verdünnter Weingeist. — *Dosis:* 20 bis 50 Tropfen.

§ **233. Castoreum,** Bibergeil. Drüsensecret vom Biber, *Castor fiber* Linn.

I. **canadense** *s. anglicum s. americanum.* Von *Castor americanus Cuvier.*

II. **sibiricum** *s. moscowiticum s. rossicum (etc.) s. europaeum.* — *Dosis:* 10 bis 60 Centig. in Pulvern oder Pillen.
- b) **Tinctura castorei,** Bibergeiltinctur. 1 Th. Bibergeil mit 10 Th. Weingeist macerirt.
  - I. **canadensis,** aus canadischem, officinell,
  - II. **sibirici,** aus sibirischem Bibergeil. — *Dosis:* 10 bis 30 Tropfen, nicht mehr officinell.

XII. KLASSE.

Harzige Mittel.

A. Harze und Balsame.

§ **234. Turiones pini,** *Gemmae pini,* Kiefersprossen, Fichtensprossen, Maiwuchs. Diesjährige Triebe von *Pinus sylvestris* Linn., im Frühjahre gesammelt, trocken. — *Dosis:* 10 bis 50 Gramm in Aufguss.
- b) **Tinctura pini composita,** *Tinctura lignorum,* Hölzertinctur. 3 Th. Kiefersprossen, 2 Th. Guajakholz, 1 Th. Sassafras und 1 Th. Wacholderbeeren mit 36 Th. dünnem Weingeist ausgezogen. — *Dosis:* 15 bis 30 Tropfen in Verdünnung.

§ **235.** I. **Resina pini** (*burgundica*), *Pix alba,* Fichtenharz, weisses Pech. Von verschiedenen Nadelholzbäumen.

XII. Klasse. *A.* Harze und Balsame.

II. **Terebinthina,** Terpenthin. Von verschiedenen Nadelhölzern. — a) **communis,** von *Pinus pinaster Aiton* und anderen Fichten. — b) **laricina** *s. veneta,* Lärchen- oder venetianischer Terpenthin. Von *Larix decidua Mill. (Pinus Larix* Linn.). — *Dosis:* 20 bis 60 Centig.

III. **Colophonium** *(resina),* Geigenharz, Kolophonion. Durch Abrauchen des Fichtenharzes bereitet; in Weingeist, Aether, fetten und ätherischen Oelen leicht löslich.

IV. **Pix navalis** *s. nigra s. solida,* Resina empyreumatica solida, schwarzes Pech, Schiffspech. Durch Abrauchen des Theers gewonnen. Schwarz, in der Wärme knetbar.

b) **Oleum terebinthinae,** *Spiritus terebinthinae,* Terpenthinöl. 1. **crudum,** Kienöl. Gelblich oder farblos. 2. **rectificatum,** gereinigtes Terpenthinöl. Farblos, etwa in 12 Th. Weingeist löslich. — *Dosis:* 5 bis 15 Tropfen in Schleim, Emulsion oder Gallertkapseln.

c) **Unguentum terebinthinae,** Terpenthinsalbe. 1 Th. Terpenthin mit 1 Th. Gelbwachs verschmolzen, dazu 1 Th. Terpenthinöl. Weich, gelblich.

d) **Unguentum terebinthinae compositum,** *Unguentum digestivum,* Digestivsalbe. Aloë und Myrrha ãã 1 Th. mit 8 Th. Provenceröl verbunden, dazu 32 Th. venetianischer Terpenthin mittels 4 Th. Eidotter verrieben. Bräunlich.

e) **Unguentum basilicum,** Königsalbe, Basilikonsalbe. Terpenthin 1 Th., Kolophon, Wachs und Talg ãã 2 Th., mit 6 Th. Olivenöl. Gelbbraun.

f) **Linimentum terebinthinatum, Sapo terebinthinatus,** *Balsamum vitae externum,* Terpenthinölseife, Terpenthinliniment, äusserer Lebensbalsam. 40 Th. Terpenthinöl, 54 Th. käufliche grüne Seife mit 6 Th. kohlens. Kali, zur Salbe verrieben. Bräunliches Liniment. Officinell.

g) **Ceratum resinae pini** *(burgundicae), C. picis s. citrinum, Emplastrum citrinum,* gelbes Cerat.

4 Th. gelbes Wachs, 2 Th. Fichtenharz, 1 Th. Terpenthin und 1 Th. Talg zusammengeschmolzen.

h) **Charta resinosa** s. *anthireumatica* s. *antarthritica*, Gichtpapier. Schwarzes Pech und Terpenthin āā 6 Th., gelbes Wachs 4 Th. und Kolophonion 10 Th. zusammengeschmolzen und mittels Maschine auf Schreibpapier aufgestrichen.

i) **Emplastrum picis irritans**, scharfes Pechpflaster. 3 Th. Euphorbium in einer Masse aus je 12 Th. gelbem Wachs und Terpenthin und 32 Th. Fichtenharz.

§ 236. **Succinum,** Bernstein. Fossiles Harz von vorweltlichen Zapfenbäumen. In Weingeist, Aether, Oelen kaum löslich.

§ 237. **Gemmae populi,** *Oculi populi*, Pappelknospen. Knospen der *Populus nigra, pyramidalis, monilifera* oder *balsamifera* Linn. Zur Bereitung der Pappelsalbe.

b) **Unguentum populi** s. *populeum*, Pappelsalbe. 1 Th. frische Pappelknospen mit 2 Th. Schweinefett ausgekocht.

§ 238. **Benzoë** s. *Resina benzoës*, Benzoëharz. Von *Styrax benzoïn* Dryander (*Benzoïn officinale* Hayne). Nicht zu verwechseln mit der sogenannten Penang- oder Sumatra-Benzoë. — *Dosis:* 30 bis 60 Centig.

b) **Tinctura benzoës,** Benzoëtinctur. 1 Th. Benzoë mit 5 Th. Weingeist ausgezogen. (Mit 25 bis 50 Th. Wasser verdünnt als Venusmilch, Jungfermilch.

c) **Tinctura benzoës composita.** *Balsamum commendatoris* s. *traumaticum.* Commandeurbalsam. Wiener Balsam. Benzoë 9 Th., Aloë 1 Th., Perubalsam 2 Th. mit 73 Th. Spiritus rectificatissimus digerirt.

d) **Acidum benzoïcum** (*sublimatum*), *Flores benzoës*, sublimirte Benzoësäure, Benzoëblumen. Aus dem Benzoëharz destillirt. In 200 Th. kalten und 25 Th. heissen Wassers löslich; leicht löslich in Alkohol, Aether, Terpenthinöl und Salmiakgeist. — *Dosis:* 5 bis 30 Centig. in Pulver oder Pillen.

§ 239. **Styrax liquidus,** flüssiger Storax. Von *Liquidambar orientale* Miller. Terpenthinartig zähe, in Weingeist fast löslich. Als Einreibung: 4 Th. zu 1 Th. Baumöl, gegen Krätze.

§ 240. **Elemi** (*Gummi s. resina*). Von einer unbekannten Pflanze in Yucatan.

b) **Unguentum elemi,** *Balsamum Arcaei*, Elemisalbe. Elemi, venet. Terpenthin, Talg und Schweineschmalz āā verschmolzen.

§ 241. **Mastix** *s. Mastiche (resina)*, Mastixharz. Von *Pistacia lentiscus* Linn. (*var. chia* Dec.). In Weingeist zum Theil löslich; in der Wärme sich erweichend.

§ 242. **Sandaraca** (*resina*), Sandarak. Von *Callitris quadrivalvis* Ventenat (*Thuja articulata* Desf.) aus dem nordwestlichen Afrika.

§ 243. **Olibanum** (*gummi-resina*), *Thus*, Weihrauch. Von *Boswellia serrata* Colebrooke und *B. papyrifera* Hochstetter, aus Ostindien und Afrika. In der Wärme schmelzend, in Weingeist zu grossem Theile löslich.

§ 243 A. **Resina damarum,** Damarharz, Steinharz, Katzenaugenharz. Das Harz von *Agathis alba*, *Dammara orientalis*, *Hopea micrantha* und *splendida* sowie mehrerer anderer im südlichen Indien einheimischer Bäume, kommt in verschieden geformten Stücken in den Handel, giebt zerrieben ein geruchloses Pulver, ist in Aether, Chloroform, Schwefelkohlenstoff reichlich, in Weingeist und Benzin wenig löslich. Jetzt officinell.

§ 244. **Balsamum peruvianum** (*nigrum*) *s. indicum*, Perubalsam. Von *Myroxylon sonsonatense* Klotzsch. Zähe, schwarzbraune Flüssigkeit von Syrupsdicke. In 6 Th. Weingeist fast ganz löslich. Neutralisirt 7 $^{1}/_{2}$ *Natron carbonicum crystallisatum*. Mit fetten Oelen wenig, mit ätherischen gut mischbar. — *Dosis:* 5 bis 20 Tropfen (30 bis 120 Centig.).

b) **Syrupus balsami peruviani,** *S. balsamicus*. Perubalsamsyrup. 1 Th. Perubalsam durch 11 Th. destillirten Wassers ausgezogen; in der fil-

XII. Klasse. *A.* Harze und Balsame.

trirten Flüssigkeit 18 Th. Zucker auf 10 Th. gelöst.

c) **Mixtura oleoso-balsamica,** *Balsamum vitae Hoffmanni*, Lebensbalsam (Hoffmann'scher). Die ätherischen Oele von Lavendel, Würznelken, Zimmtkassie, Thymian, Zitronschale, Macis- und Orangenblüthen ā̄ā 1 Th. mit 3 Th. Perubalsam in 240 Th. Weingeist gelöst und filtrirt. — *Dosis:* 10 bis 20 Tropfen in Wein oder dergl.

d) **Tinctura balsami peruviani.** Perubalsamtinctur, 1 Th. Bals. peruvianum 5 Th. Spir. rectificatissimus.

§ 245. **Balsamum tolutanum** *s. de Tolu*, Tolubalsam. Von *Myroxylon toluiferum* Rich. (*Myrospermum toluiferum* Sprengel.) Harzig-dick, gelblich. Löst sich in Weingeist, Chloroform, Aceton, Aetzkaliliquor, aber nicht in Benzin oder Schwefelkohlenstoff.

§ 246. **Balsamum copaïvae** *s. copahu*, Copaïvbalsam. Von *Copaïfera multijuga* Hayne u. a. Species. Oelig-dickflüssig. — *Dosis:* 1 bis 4 Gramm, rein, in Kapseln, oder in Emulsion; oder in Pillen mit Magnesia usta.

b) **Oleum copaïvae aethereum.** Copaïvaöl. Durch Destillation gewonnen. Gelblich, in 40 bis 60 Th. Spir. rfss. löslich. — *Dosis:* 5 bis 10 Tropfen in Pillen mit Gallertüberzug.

§ 247. **Cubebae** (*fructus s. baccae*), *Piper caudatum*, Kubeben, Schwanzpfeffer. Von *Piper cubeba* Linn. (*Cubeba officinalis* Miquel) die Früchte. — *Dosis:* 1 bis 3 Gramm, als Abortivcur bis 16 Gramm.

b) **Extractum cubebarum,** Kubebenextract. Mittels gleicher Theile Aether und Weingeist ausgezogen. — *Dosis:* 30 Centig. bis 1 Gramm. Gern in Gallertkapseln.

B. Gummiharze.

§ 248. **Myrrha** (*gummi-resina*), Myrrhe. Von *Balsamodendron Ehrenbergianum* Berg., vielleicht auch

XII. Klasse. B. Harze und Balsame.

von *B. myrrha* Nees. Grossentheils in Wasser löslich, in geringerer Menge in Weingeist. — *Dosis:* 30 bis 60 Centig.

b) **Tinctura myrrhae** (*spirituosa*), Myrrhentinctur (geistige). 1 Th. Myrrhe mit 5 Th. Weingeist ausgezogen. — *Dosis:* 20 bis 40 Tropfen.

c) **Extractum myrrhae**, Myrrhenextract. Mit destillirtem Wasser ausgezogen. — *Dosis:* 30 bis 80 Centig.

§ 249. **Ammoniacum** (*gummi s. gummi-resina*), Ammoniakgummi. Von *Dorema ammoniacum* Don., der getrocknete Milchsaft. Wird in der kalten Jahreszeit gepulvert und so aufbewahrt. — *Dosis:* 30 bis 60 Centig.

b) **Emplastrum ammoniaci**, Ammoniakpflaster. Gelbes Wachs und Fichtenharz āā 2 Th. zusammengeschmolzen, dazu 3 Th. Ammoniak und 1 Th. Galbanum in 3 Th. Terpenthin gelöst. Grünlich.

§ 250. **Galbanum** (*gummi-resina*), Mutterharz. Von *Ferula erubescens* Boissier. Bei Frostwetter gepulvert und gesiebt. — *Dosis:* 20 bis 60 Centig. in Pillen.

b) **Emplastrum galbani crocatum** *s. de galbano crocatum*, Mutterharzpflaster. 24 Th. Galbanum und 1 Th. Saffran in einer Masse aus 24 Th. Diakelpflaster, 8 Th. gelbem Wachs und 6 Th. Terpenthin. Gelbbraun, weich werdend.

c) **Emplastrum lithargyri compositum** *s. diachylon compositum*, Gummipflaster, Zugpflaster, gelber oder Zug-Diakel. G. ammoniac., galbanum und Terpenthin āā 10 Th. in einer Masse aus 120 Th. Diakel und 15 Th. gelbem Wachs. Gelbbraun, zähe.

§ 251. **Asa foetida**, Gummi *s. Gummi-resina asae foetidae*, Stinkasant, Teufelsdreck. Milchsaft von *Scorodosma foetidum* Bunge (*Ferula asa foetida* Linn.). Mit Wasser emulgirend, in Weingeist zum Theil löslich. — Wird zur Frostzeit gepulvert und gesiebt. — *Dosis:* 10 bis 60 Centig., am besten in Pillen mit Gelatine überzogen: *Globuli asae foetidae*.

b) **Tinctura asae foetidae**, Stinkasanttinctur. Aus 1 Th. Asant auf 5 Th. Weingeist. — *Dosis:* 10 bis 30 Tropfen.

c) **Aqua foetida antihysterica** *s. pragensis, Aqua asae foetidae composita,* zusammengesetztes Stinkasantwasser, Prager Wasser, Prager Tropfen (Stinktropfen). Baldrian und Zedoaria āā 16 Th., Asa foetida und Pfefferminze āā 12 Th., Galbanum, Serpyllum und römische Chamillen āā 8 Th., Myrrhe, 6 Th. Engelwurz 4 Th. und Bibergeil 1 Th., mit 150 Th. Weingeist digerirt, dann noch 300 Th. Wasser zugegossen und 300 Th. davon abdestillirt. Ist trübe. — *Dosis:* theelöffelweise (gern in heissem Wasser).

d) **Emplastrum foetidum** *s. asae foetidae s. resolvens Schmuckeri*, Schmucker's Asantpflaster, Stinkpflaster, Stinkasantpflaster. 3 Th. Asa foetida und 1 Th. Ammoniakgummi, in einer Masse aus āā 2 Th. gelbem Wachs, Fichtenharz und Terpenthin.

XIII. KLASSE.

Scharfe Mittel.

A. Hautreize.

§ 252. **Semen sinapis** *s. sinapeos*, schwarzer Senf, Senfsamen. In Pulverform: *Farina sem. sinapeos*, Senfmehl, Senfpulver. Von *Brassica nigra* Koch (*Sinapis nigra* L.). — *Dosis:* messerspitzenweise und mehr.

b) **Sinapismus**, Senfteig, Senfpflaster. Aus Senfmehl und kaltem Wasser (āā) frisch zu mengen.

c) **Oleum sinapis** *s. sinapeos* (*aether.*), Senföl (flüchtiges oder ätherisches). Dünn, gelblich, in 50 Th. Wasser und in jeder Menge Weingeist löslich.

XIII. Klasse. A. Hautreize.

d) **Spiritus sinapeos**, Senfspiritus. 1 Th. ätherisches Senföl in 50 Th. Weingeist.

e) **Charta sinapisata.** Entöltes Senfpulver, wird auf ein mit Harzmasse bestrichenes Papier gebracht. Muss in Wasser getaucht sofort starken Geruch nach Senföl entwickeln. Officinell.

§ 253. **Fructus capsici** (*annui*), *Piper hispanicum*, spanischer Pfeffer. Von *Capsicum annuum* und *longum* Fingerhut. (Der ächte Cayennepfeffer von *Capsicum frutescens* Linn. ist kleinschotig, schärfer.) — *Dosis:* 5 bis 20 Centig. als Pulver, Pillen.

b) **Tinctura capsici**, Spanischpfeffertinctur, Kapsikumtinctur. 1 Th. spanischer Pfeffer mit 10 Th. Weingeist macerirt. — *Dosis:* 10 bis 20 Tropfen in Schleimen.

§ 254. **Euphorbium** (*gummi s. resina*). Milchsaft von *Euphorbia resinifera* Berg. In Wasser, Weingeist und Aether theilweise löslich.

b) **Tinctura euphorbii**, Euphorbiumtinctur. 1 Th. Euphorbium mit 10 Th. Weingeist digerirt.

§ 255. **Oleum crotonis** (*tiglii*), Krotonöl. Aus den Samen (*Grana tiglii*) des *Tiglium officinale* Klotzsch (*Croton Tiglium* Linn.) gepresst. Fett, dicklich, gelb oder bräunlich. In 36 Th. Weingeist löslich; sehr leicht löslich in Aether. — *Dosis:* $^1/_{10}$ bis 1 Tropfen (d. h. bis 4 Centig.), in Pillen oder Schleim oder Mandelsyrup. — *Max. Dosis:* 6 Centig., täglich 30 Centig.

§ 256. **Cortex mezerei.** Seidelbast, Kellerhalsrinde. Von *Daphne mezereum* Linn. im Frühling gesammelt. — *Dosis:* 4 bis 10 Gramm in Abkochung. *Ext.* mittels Essig erweicht auf die Haut zu befestigen als *Exutorium*.

b) **Extractum mezerei**, Seidelbastextract. Mit Spiritus ausgezogen. In Wasser unlöslich. Grün von Farbe.

c) **Unguentum mezerei**, Seidelbastsalbe. 1 Th. Extractum mezerei in 9 Th. Wachssalbe. (Anstatt der *Pomade vesicatoire végétale* aus Lausanne.)

§ **257. Cantharides.** *Muscae hispanicae*, Kantharid en, spanische Fliegen. *Lytta vesicatoria* Fabr. Im Juni, Juli zu sammeln. — *Dosis:* 1 bis 6 Centig. — *Max. Dosis:* 5 Centig., täglich 15 Centig.

b) **Tinctura cantharidum**, Spanischfliegentinktur. 1 Th. spanische Fliegen mit 10 Th. Weingeist macerirt. — *Dosis:* 2 bis 6 Tropfen in Verdünnung. — *Max. Dosis:* 50 Centig., täglich 150 Centig.

c) **Oleum cantharidatum.** Kantharidenöl, 3 Th. grob gepulverte spanische Fliegen mit 10 Th. Rüböl digerirt, nach 10 Stunden ausgepresst und filtrirt. — *Dosis:* 1 bis 6 Tropfen in Oel oder Aether gelöst, mehrmals täglich. Aeusserlich zu Einreibungen als Rubefaciens.

d) **Unguentum cantharidum** *s. epispasticum s. irritans*, Spanischfliegensalbe, Kantharidensalbe. (Anstatt des *Unguentum ad fonticulos*, der Fontanellsalbe.) — 2 Th. spanische Fliegen in 15 Th. Baumöl digerirt, ausgepresst und mit 3 Th. Gelbwachs vermischt.

e) **Unguentum ad fonticulos,** Fontanellsalbe. 1 Th. Euphorbium, 4 Th. spanisch Fliegenpulver mit 4 Th. gelbem Wachs und 12 Th. Olivenöl digerirt.

f) **Unguentum acre,** scharfe Salbe, Hufsalbe. 50 Th. Spanischfliegenpulver und 10 Th. Euphorbium in einer aus 250 Th. Schweineschmalz, 60 Th. Terpenthin, 30 Th. Kolophon und 15 Th. gelbem Wachs bestehenden Salbe. Grünlichbraun.

g) **Unguentum acre.** Würzburger Salbe. Sublimat, Kanthariden und Spiessglanzbutter je 1 Th. mit 4 Th. Basilicumsalbe frisch zu bereiten.

h) **Emplastrum cantharidum** (*ordinarium*) *s. vesicatorium ord.*, Spanischfliegen- oder Blasenpflaster. 2 Th. spanische Fliegen und 1 Th. Baumöl digerirt, dazu eine Masse aus 4 Th. gelbem Wachs und 1 Th. Terpenthin.

i) **Emplastrum mezerei cantharidatum** (*Taffetas vesicans*, *Emplastrum vesicatorium Drouoti*, Drouot' sche spanische Fliege). 30 Th. spanische Fliegen und 10 Th. Seidelbast mittels 100 Th.

Essigäther ausgezogen. Darin eine Masse aus 4 Th. Sandarak, 2 Th. Elemi und 2 Th. Kolophonium gelöst und auf ein nach Art des englischen Pflasters zubereitetes Baumwollzeug gestrichen.

k) **Emplastrum cantharidum perpetuum** *s. vesicatorium perp. s. Janini*, immerwährendes Spanischfliegenpflaster. 20 Th. feingepulverte Kanthariden und 5 Th. Euphorbium in eine Masse aus Kolophonium (70 Th.), gelbem Wachs (50 Th.), Terpenthin (35 Th.) und Talg (20 Th.) gerührt.

l) **Collodium cantharidatum** *s. cantharidale s. vesicans*, blasenziehendes Collodion. In ein (durch Maceriren von 50 Th. spanischer Fliegen in 80 Th. Aether bereitetes) Gemisch setzt man soviel Aether hinzu, dass die Colatur 42 Th. beträgt und fügt sodann 6 Th. Weingeist und 2 Th. Schiessbaumwolle hinzu unter öfterm Umschütteln bis zur Lösung.

m) **Albespeyre's Vesicatore**, eine Pflastermasse aus Gelbwachs, Fichtenharz, Schiffspech und Schweinefett zusammen 10 Th. mit 6 Th. Kantharidenpulver auf Wachstaffet gestrichen in Quadrate getheilt.

n) **Cardoleum.** Kardol. Weichharz aus den Früchten von *Anacardium occidentale* L. (den Akajunüssen, sog. Elephantenläusen). Zu mehreren Tropfen einzureiben als pustel- und blasenziehendes Mittel.

B. Brech-Mittel.

§ 258. **Radix ipecacuanhae,** Ipekakuanha, kurz *Ipeca* (franz.), Ruhrwurzel, Brechwurzel. Von *Cephaëlis ipecacuanha* Willd. Zum Pulver nur die Wurzelrinde ohne Holz. — *Dosis:* 1 bis 6 Centig., als Brechmittel ½ bis 1 Gramm alle Viertelstunden.

b) **Syrupus ipecacuanhae**, Ipekakuanha-Syrup. 1 Th. Ipekakuanha mit 5 Th. verdünnten Weingeistes und 40 Th. destillirten Wassers 48 Stunden lang digerirt; in je 40 Th. der Colatur werden 60 Th. Zucker gelöst. — *Dosis:* theelöffelweise.

XIII. Klasse. *C.* Abführ-Mittel. 83

c) **Tinctura ipecacuanhae**, Ipekakuanhatinktur.
1 Th. Ipekakuanha mit 10 Th. verdünnten
Weingeistes ausgezogen. — *Dosis:* 5 bis 20
Tropfen. — *Max. Dosis:* 60 Centig., täglich
5 Gramm.

d) **Vinum ipecacuanhae**, Brechwurzelwein. 1 Th.
Ipekakuanha mit 10 Th. Xereswein ausgezogen.
— *Dosis:* ebenso.

e) **Trochisci ipecacuanhae**, Ipekaplätzchen. Aus
dem Aufguss bereitet; enthalten das Lösliche
von 0,005 ($^1/_{12}$ Gran) Ipekakuanha.

f) **Extractum ipecacuanhae**. *Emeticum coloratum*,
unreines Emetin. Die zerstossene Wurzel
wird mit Spiritus ausgezogen, sodann mit Wasser behandelt und zur Trockne eingedampft. In
Wasser klar löslich. — *Dosis:* 1 bis 10 Centig.
— *Max. Dosis:* 15 Centig.

§ 259. **Herba lobeliae** (*inflatae*), Lobelienkraut,
indischer Tabak. Von *Lobelia inflata* Linn. — *Dosis:* 10 bis 30 Centig. als Pulver, Decoct.

b) **Tinctura lobeliae**, Lobelientinktur. 1 Th. Lobelie mit 10 Th. verdünntem Weingeist ausgezogen. — *Dosis:* 5 bis 30 Tropfen in Schleim,
Milch etc.

§ 260. **Radix asari**, *Rhizoma asari*, Haselwurz.
Von *Asarum europaeum* Linn. — *Dosis:* 5—20 Centig.
in Pulver. (Obsolet.)

C. Abführ-Mittel.

§ 261. **Oleum ricini** *s. castoris s. palmae Christi*,
Ricinusöl, Kastoröl. Aus den Samen von *Ricinus
communis* ausgepresst (*frigide expressum, Cold drawn
Castoroil*) oder ausgekocht. Dicklich, farblos oder gelblich, mild, in Weingeist löslich. — *Dosis:* $^1/_2$ bis 1 Esslöffel, am besten in heissem Thee von Chamillen oder
dergleichen.

§ 262. **Radix rhei** *s. rhabarbari* (*sinensis*), Rhabarber. Von unbekannten Rheum-Arten aus China.
— *Dosis:* 10 bis 50 Centig., als Abführmittel $^1/_2$ bis 1
Gramm.

b) **Extractum rhei** (*simplex*), Rhabarberextrakt. Mittels gleicher Theile Wasser und Weingeist ausgezogen. Lösung trübe. — *Dosis:* 20 bis 80 Centig.

c) **Extractum rhei compositum,** *E. catholicum s. panchymagogum (Crollii)*, zusammengesetztes Rhabarberextrakt. Aus 30 Th. Rhabarber- und 10 Th. Aloëextrakt mit 5 Th. Jalappenharz und 20 Th. medicinischer Seife. Trocken. Trübe Lösung. — *Dosis:* 10 bis 60 Centig.

d) **Pulvis magnesiae cum rheo,** *P. infantum s. antacidus*, Kinderpulver. 15 Th. Rhabarber, 60 Th. kohlensaure Magnesia und 40 Th. Fenchelzucker. — *Dosis:* messerspitzen- bis theelöffelweise.

e) **Tinctura rhei aquosa,** *Anima rhei*, wässerige Rhabarber-Tinktur, Rhabarber-Tropfen. Rhabarber 100 Th., kohlensaures Kali und Borax āā 10 Th., mit 900 Th. kochenden Wassers übergossen, dazu nach $^1/_4$ Stunde 90 Th. Weingeist. Später ausgepresst und mit 150 Th. einfachen Zimmtwassers versetzt. — *Dosis:* theelöffelweise.

f) **Tinctura rhei vinosa** *s. Darelii, Vinum rhei*, weinige Rhabarbertinktur. 8 Th. Rhabarber, 2 Th. Pomeranzenschalen und 1 Th. Kardamom, mit 100 Th. Xereswein digerirt, dazu $^1/_7$ Th. der Colatur Zucker. — *Dosis:* theelöffelweise.

g) **Syrupus rhei** *s. rhabarbari*, Rhabarbersaft. 10 Th. Rhabarber, 2 Th. Zimmtkassie, 1 Th. gereinigtes kohlensaures Kali und 100 Th. Wasser, eine Nacht macerirt, zur Colatur von 80 Th. kommt Zucker 120 Th. — *Dosis:* thee- und esslöffelweise.

§ 263. Folia sennae (*alexandrina vel tripolitana*), Sennesblätter, Senna. Von *Cassia lenitiva* Bischoff (*Senna acutifolia* Batka): nicht die indische oder mekkanische oder Tinnevelly oder Aleppo (*halepensis*) oder italienische Senna, auch nicht die Sennabruchstückchen. — *Dosis:* $^1/_2$ bis 4 Gramm in Pulver, Latwerge, Aufguss etc.

b) **Extractum sennae,** Senna-Extract. Mit lauem

Wasser ausgezogen. In Wasser klar löslich. — *Dosis:* 1 bis 4 Gramm in Pillen.

c) **Folia sennae spiritu extracta**, entharzte Sennesblätter. Senna 2 Tage lang in Weingeist (4 Th.) macerirt, ausgepresst und getrocknet. Dienen besonders zu Herstellung des St. Germain-Thee's. — *Dosis:* dieselbe.

d) **Species laxantes St. Germain**, Saint-Germain-Thee. Senna (16 Th.) zu 10 Th. Flieder, 5 Th. Fenchel, 5 Th. Anis und 4 Th. Weinstein. — *Dosis:* 1 Esslöffel voll auf 2 bis 3 Tassen heissen Wassers; Abends und früh 1 Tasse.

e) **Syrupus mannae.** Reine Manna 10 Th. in 40 Th. destillirten Wassers gelöst, filtrirt; die Lösung muss mit 50 Th. Zucker 100 Th. Syrup geben. Derselbe wird nach dem Erkalten filtrirt. — *Dosis:* theelöffelweise. Officinell.

f) **Syrupus sennae.** 10 Th. Sennesblätter, 1 Th. Fenchelsamen mit 5 Th. Weingeist und 45 Th. Wasser 20 Minuten lang in verschlossenem Gefässe digerirt. 35 Th. Colatur müssen mit 65 Th. Zucker 100 Th. Syrup geben. Officinell.

Wenn **Syrupus sennae cum manna** verordnet wird, ist eine Mischung aus gleichen Theilen *Syrupus sennae* und *Syrupus mannae* zu dispensiren.

g) **Infusum sennae compositum**, *Inf. laxativum (vindobonense)*, Wiener Tränkchen. 5 Th. Senna mit 30 Th. heissen Wassers infundirt, colirt: dazu 5 Th. Seignettesalz und 10 Th. Manna, nochmals colirt. — *Dosis:* esslöffelweise.

h) **Electuarium e senna** *s. lenitivum*, Sennalatwerge, Latwerge *vulgo*. 10 Th. gepulverte Senna, 50 Th. Tamarindenmus und 40 Th. Zuckersyrup. — *Dosis:* theelöffelweise.

i) **Electuarium lenitivum londinense** (Ph. sax.) englische oder Londoner Latwerge. Concentrirte Feigenabkochung 6 Th., Zucker 10 Th., Cassien-, Pflaumen- und Tamarindenmus āā 2 Th., mit 1 Th. Coriander, $^2/_8$ Th. Süssholz- und 2 Th. Sennapulver gemischt.

k) **Pulvis liquiritiae compositus**, *Pulvis glycyrrhizae compositus*, *Pulvis pectoralis Curellae*, Brust-

oder Hustenpulver (französisches). Fenchel und Schwefelblumen āā 1 Th., Senna- und Süsspulver āā 2 Th. zu 6 Th. Zucker. — *Dosis:* theelöffelweise.

l) **Species laxantes Schrammii**, Schramm'scher Thee. Sennesblätter 3 Th., Anies, Fenchel und rothes Sandelholz je 1 Th. Sächsisch. Volksmittel.

m) **Species pectorales laxantes**, Brustlaxirthee. 1 Th. Sennesblätter auf 4 Th. Brustthee mit Früchten, ebenfalls sächsisch. Volksmittel.

n) **Tinctura sennae composita**, *Elixir salutis.* 24 Th. Sennesblätter, 32 Th. Rosinen, 1 Th. Cardamom, 3 Th. Kümmel mit 288 Th. Alkohol digerirt. — *Dosis:* esslöffelweise.

§ 264. **Cortex frangulae** *s. rhamni frangulae*, Faulbaumrinde. Von *Rhamnus frangula* Linn., von jüngeren Stämmen oder starken Aesten. — *Dosis:* 15 bis 30 Gramm täglich als Decoct.

b) **Extractum frangulae** (*corticis*), *Extr. Rhamni frangulae*, Faulbaum-Extract, mit kochendem Wasser ausgezogen. — *Dosis:* ½ bis 2 Gramm.

c) **Essentia frangulae.** Abkochung von 25 Th. Cortex auf 150 Th. Wasser, Colatur auf 25 Th. eingedampft, sodann 20 Th. Spiritus dilutus zugesetzt. Abends 1 bis 2 Theelöffel. Angenehmes Abführungsmittel.

d) **Extractum cascara sagrada** (*Rhamnus Purchiana*). Ein aus der Rinde bereitetes Fluidextract, soll bequem wirkendes Abführmittel sein.

§ 265. **Fructus rhamni catharticae,** *Baccae rhamni catharticae s. Baccae spinae cervinae*, Kreuzdornbeeren. Von *Rhamnus cathartica* Linn. Frisch zur Bereitung des Syrups.

b) **Syrupus rhamni catharticae,** *Syrupus spinae cervinae s. domesticus*, Kreuzdornbeerensyrup, Haussyrup. 5 Th. Saft der frischen Beeren mit 9 Th. Zucker. Violett. — *Dosis:* thee- und esslöffelweise.

§ 266. **Tubera jalapae,** *Radix jalapae*, Jalappe. Von *Convolvulus purga* Wenderoth (*Ipomoea purga* Hayne).

Sollen wenigstens 10 % Harz enthalten. — *Dosis:* 10
bis 60 Centig., als Drasticum bis 2 Gramm.
- b) **Resina jalapae**, Jalappenharz. Durch wiederholtes Ausziehen mittels Weingeist gewonnen. In Weingeist vollständig, in Aether wenig löslich. — *Dosis:* 3 bis 20 Centig., als Drasticum noch mehr.
- c) **Tinctura resinae jalapae,** Jalappenharztinktur. 1 Th. Resina jalapae in 10 Th. Weingeist.
- d) **Sapo jalapinus,** Jalappenseife. Gleiche Theile medicinische Seife und Jalappenharz in Weingeist gelöst und zu Pillenconsistenz abgeraucht. — *Dosis:* 10 bis 30 Centig., als Drasticum mehr.
- e) **Pilulae jalapae,** *loco Pilularum purgantium*, Purgirpillen, Jalappenpillen. 3 Th. Jalappenseife mit 1 Th. Jalappenpulver in Pillen von 10 Centig. — *Dosis:* 2 bis 6 Stück.
- f) **Elaterium.** Eselsgurken oder Springgurkensaft. Extract aus den Früchten von *Momordica elaterium* L. — *Dosis:* 1 bis 10 Centig. — *Elaterium ganninum, Elaterin.* — *Dosis:* 3 bis 9 Millig.

§ 267. **Radix scammoniae,** Skammoniawurzel. Von *Convolvulus scammonia* Linn.
- b) **Resina scammoniae,** Skammoniaharz. Aus der Wurzel durch wiederholtes weingeistiges Ausziehen bereitet. (Nicht das käufliche aus dem Orient kommende Skammonium, *Scammonium halepense*, auch *Diacridium* oder *Diagrydion* genannt.) — *Dosis:* 3 bis 10 Centig., als Drasticum noch mehr.

§ 268. **Aloë** (*capensis vel lucida*), Kap-Aloë. Von *Aloë spicata* Thunb. und anderen Arten. In kaltem Wasser nur theilweise löslich, in Spiritus fast vollständig. — *Dosis:* 6 bis 30 Centig., als Drasticum bis 1 Gramm.
- b) **Extractum aloës** (*aquosum*), Aloëextrakt. Mittels destillirten Wassers ausgezogen. — *Dosis:* 5 bis 30 Centig., als Drasticum bis 60 Centig.
- c) **Extractum aloës acido sulfurico correctum.** 8 Th.

XIII. Klasse. C. Abführ-Mittel.

Extractum aloës in 32 Th. Wasser und 1 Th. reiner Schwefelsäure gelöst und zur Trockniss abgeraucht. Beide in Wasser trübe löslich. — *Dosis:* dieselbe.

d) **Tinctura aloës,** Aloëtinktur. Aus 1 Th. Aloë und 5 Th. Weingeist. — *Dosis:* 5 bis 20 Tropfen.

e) **Tinctura aloës composita,** zusammengesetzte Aloëtinctur. (Anstatt des *Elixir ad longam vitam,* Lebenselixir.) Enzian-, Rhabarber- und Zittwerwurzel, Safran ää 1 Th. mit 6 Th. Aloë in 200 Th. verdünntem Weingeist digerirt. Rothbraun. — *Dosis:* ½ bis 1 Theelöffel voll.

f) **Elixir proprietatis Paracelsi** *s. propr. acidum. Tinctura aloës composita acida,* saures Aloëelixir, Paracelsisches Lebenselixir. Aloë und Myrrhe ää 2 Th. und 1 Th. Saffran, in 24 Th. Weingeist und 2 Th. verdünnter Schwefelsäure acht Tage digerirt, dann filtrirt. Rothbraun, klar. — *Dosis:* ½ bis 1 Theelöffel voll.

g) **Pilulae aloëticae ferratae** **s. italicae nigrae,** *Pilulae italicae Graeffii,* Gräffe's ital. Pillen. Gleiche Theile Aloë und trockener Eisenvitriol in Pillen von 10 Centig. — *Dosis:* 1 bis 3 Stück.

§ 269. **Fructus colocynthidis,** *Poma c., Colocynthides,* Koloquinten. Von *Citrullus colocynthis* Arnott. (*Cuminis coloc.* Linn.) Zum ärztlichen Gebrauche werden die Samen entfernt (*Pulpa colocynthidis*).

b) **praeparati,** *Colocynthides praep.. Alhandal.* Die Koloquinten mittels 5 Theilen Mimosengummi und Wasser zu Paste gemacht, diese getrocknet und zu Pulver zerstossen. — *Dosis:* 1 bis 10 Centig. — *Max. Dosis:* 30 Centig., täglich 1 Gramm.

c) **Tinctura colocynthidis,** Koloquinten-Tinctur. 1 Th. Koloquinten (ohne Samen) mit 10 Th. Weingeist macerirt. — *Dosis:* 5 bis 10 Tropfen. — *Max. Dosis:* 1 Gramm, täglich 3 Gramm.

d) **Extractum colocynthidis** (*simplex*), Koloquintenextrakt. Mittels Weingeist und Wasser ausgezogen. — *Dosis:* 5 bis 10 Millig., als Drasticum bis 6 Centig. — *Max. Dosis:* 6 Centig., täglich 40 Centig.

e) **Extractum colocynthidis compositum**, zusammengesetztes Koloquintenextrakt. 3 Th. Koloquintenextrakt, 10 Th. Aloë, 8 Th. Skammonharz und 5 Th. Rhabarberextrakt mittels Weingeist zusammengerieben und getrocknet. Grobes braunes Pulver. — *Dosis:* 1 bis 6 Centig.

§ 270. Gutti (*gummi-resina*), *Gummi guttae s. camboyiae*, Gummigutt. Von *Garcinia morella* Desrousseaux (*G. gutta* Wight). In alkalischen Flüssigkeiten mit rother Farbe löslich, in Weingeist und Aether nur zum Theil; mit Wasser emulgirend. — *Dosis:* 1 bis 15 Centig. in Pillen oder Emulsion. — *Max. Dosis:* 30 Centig., täglich 1 Gramm.

§ 271. Camala, *Glandulae rottlerae*, Kamala. Drüschen der Früchte von *Rottlera tinctoria* Roxb. Harzhaltig. — *Dosis:* 8 bis 12 Gramm in einige Portionen getheilt.

§ 272. Herba gratiolae, Gottesgnadenkraut. Von *Gratiola officinalis* Linn. — *Dosis:* 10 bis 50 Centig. in Pulver, Pillen, Abkochung. — *Max. Dosis:* 50 Centig., täglich 2,5 Gramm.

b) **Extractum gratiolae**, Gottesgnadenkrautextrakt. Aus dem Safte der frischen Pflanze mit Weingeist-Nachbehandlung. — *Dosis:* 5 bis 20 Centig. — *Max. Dosis:* 30 Centig., täglich 1,5 Gramm.

§ 273. Fungus laricis, *Boletus laricis*, *Agaricus albus*, Lärchenschwamm. Von *Polyporus officinalis* Fries (*Boletus laricis* Linn.). — *Dosis:* 10 bis 50 Centig. in Pulver oder Pillen.

Eine Menge drastischer, grossentheils Aloë enthaltender Abführmittel sind im Volke heimisch und werden theils in Apotheken, theils von Geheimmittelkrämern verkauft, zum Theil vom Arzte verordnet: *Pilulae hydragogae Jenini, Pil. benedicti Fulleri*, Strahl's Pillen in 3 Sorten, Pittmann'sche, Seiler'sche, Brandt's Schweizerpillen, Kaiserpillen, die berüchtigten Morrison'schen Pillen, die Augsburger oder Kiessow'sche Lebens-Essenz, Ballhausen'sche Tropfen, Albrecht's balsamische

Magentropfen, Daubitz Liqueur, Netsch's
Magenessenz etc. etc. *Pilulae Ruffii* (Ph. sax.) bestehen aus Aloë, Gummi ammonici je 2, Myrrha 1 Th.
Pilulae laxantes Salii aus Calomel 1 Th. und Jalappenseife 2 Th. — *Dosis:* 1 bis 3 Stück. Abführplätzchen für Kinder: Chokoladenplätzchen von 4 Gramm Gewicht enthalten je 20, 30, 40, 50 oder 60 Centig. Jalappenharz je nachdem das Kind 2, 3, 4, 5 oder 6 Jahre alt ist.

D. Harntreibende und resolvirende Acria.

§ 274. I. **Fructus juniperi,** *Baccae juniperi,* Wachholderbeeren. Von *Juniperus communis* Linn. — *Dosis:* 15 bis 30 Gramm täglich in Aufguss. (Am besten frisch in der Tasse selbst infundirt.)

II. **Lignum juniperi,** Wachholderholz. Von derselben Pflanze. — *Dosis:* 10 bis 30 Gramm täglich in Aufguss.

b) **Oleum juniperi** (*fructuum s. baccarum*), Wachholderbeeröl. Farblos oder gelblich, an der Luft bald harzend, in 12 Th. Spiritus trübe löslich. — *Dosis:* 2 bis 4 Tropfen.

c) **Spiritus juniperi,** Wachholdergeist. Aus 1 Th. Wachholderbeeren werden, nach Zusatz von ℞ 3 Th. Weingeist und Wasser, 4 Th. abdestillirt. — *Dosis:* 20 bis 60 Tropfen.

d) **Succus juniperi inspissatus,** *Roob juniperi.* Wachholdermus. Aus frischen zerquetschten Beeren durch kochendes Wasser ausgezogen. In Wasser trübe löslich. — *Dosis:* theelöffelweise.

§ 275. **Fructus petroselini,** *Semina petroselini,* Petersiliensamen. Von *Petroselinum sativum* Hoffmann (*Apium petroselinum* Linn.). — *Dosis:* $^1/_2$ bis 2 Gramm in Aufguss.

b) **Oleum petroselini aethereum,** Petersilienöl. Gelblich oder bräunlich, in Spiritus leicht löslich. — *Dosis:* 1 bis 3 Tropfen in Pillen oder Spiritus.

c) **Aqua petroselini,** Petersilienwasser. 20 Th. Destillat aus 1 Th. Petersiliensamen. — *Dosis:* esslöffelweise.

§ 276. **Radix ononidis,** Hauhechelwurzel. Von *Ononis spinosa* Linn. — *Dosis:* 15 bis 30 Gramm täglich in Abkochung.

§ 277. **Herba violae tricoloris,** *Herba jaceae*, Stiefmütterchen, Freisamkraut. Von *Viola tricolor* Linn., besonders die blaublühende wilde Pflanze. — *Dosis:* 10 bis 30 Gramm täglich, in Theeaufguss.

§ 278. **Formicae,** Ameisen. Die lebendigen rothen Ameisen, *Formica rufa* Linn. Zum Präp., auch zu Ameisenbädern. Die Ameisen und ihre Präparate werden hoffentlich bald durch die in chemischen Fabriken reichlich dargestellte Ameisensäure (*Acidum formicicum*) verdrängt werden. R. Die jetzt officinelle Säure wird durch Destillation der Oxalsäure mit Glycerin dargestellt.

b) **Tinctura formicarum,** Ameisentinktur. 2 Th. frische zerquetschte Ameisen, mit 3 Th. Weingeist ausgezogen. Braun. — *Dosis:* 20 bis 60 Tropfen.

c) **Spiritus formicarum,** Ameisenspiritus. Aus 2 Th. frisch gesammelten und zerquetschten Ameisen werden, nach Zusatz von ââ 3 Th. Weingeist und Wasser, 4 Th. abdestillirt. — *Dosis:* 20 bis 60 Tropfen.

§ 279. **Coccionella,** Koschenille, Cochenille. Leiber der Weibchen von *Coccus cacti* Linn. — *Dosis:* 3 bis 30 Centig. in Pulvern, Pillen oder Mixturen (mit Weinstein oder Seignettesalz).

§ 279 A. **Folia Jaborandi.** Jaborandiblätter, Strauch in Brasilien. Pilocarpus pennetifolius, Rutaceen. Energisch wirkendes Diaphoreticum, jedoch mit nicht ganz gefahrlosen Nebenwirkungen. Uebelkeit, Erbrechen, Herzklopfen, Angstgefühl. — *Dosis:* 4 bis 6,0 auf 150,0 Infusum. Officinell.

§ 279 B. **Pilocarpinum hydrochloricum.** Pilocarpinchlorat. Salzsaures Pilocarpin. Weisse bittere Krystalle, leicht löslich in Wasser und Weingeist, weniger in Aether und Chloroform. Zu subcutanen Injectionen, welche speichel- und schweisstreibende, sowie Pupillen verengernde Wirkung haben, in

2% Lösung angewandt, ohne dass die übeln Folgen der Jaborandiblätter (Erbrechen etc.) eintreten. Officinell.

§ 280. Bulbus scillae, *Radix scillae*, Meerzwiebel.
Zwiebelschuppen von *Scilla maritima* Linn. (*Urginea scilla* Steinheil.) — *Dosis:* 3 bis 25 Centig. in Pulvern, Pillen u. s. w.

b) **Tinctura scillae** (*simplex*), Meerzwiebeltinktur. 1 Th. Meerzwiebel mit 5 Th. verdünntem Weingeist ausgezogen. Gelb. — *Dosis:* 10 bis 20 Tropfen.

c) **Tinctura scillae kalina**, kalihaltige Meerzwiebeltinktur. 8 Th. Meerzwiebel mit 1 Th. Aetzkali in 50 Th. Spiritus digerirt und filtrirt. Bräunlich. — *Dosis:* dieselbe.

d) **Extractum scillae**, Meerzwiebelextrakt. Mit Weingeist ausgezogen. In Wasser löslich. — *Dosis:* 3 bis 15 Centig.

e) **Acetum scillae** *s. scilliticum*, Meerzwiebelessig. 1 Th. trockene Meerzwiebel, 1 Th. Weingeist und 9 Th. reiner Essig drei Tage digerirt, ausgedrückt und filtrirt. Gelblich, klar. — *Dosis:* 1 bis 6 Gramm.

f) **Oxymel scillae** *s. scilliticum*, Meerzwiebel-Sauerhonig. 1 Th. Meerzwiebelessig und 2 Th. Honig, auf 2 Th. abgeraucht. — *Dosis:* 2 bis 10 Gramm.

§ 280 A. Flores seu summitatis Spartii Scoparii.
Ginsterblumen. Von *Genista scoparia* (*Spartium* L.) 4 bis 16 Gramm in Aufguss als Thee, tassenweise. Gutes Diureticum.

b) **Fructus** *seu semen Cynosbati seu rosae sylvestris*. Hagebuttensamen, von *Rosa canina* etc. Diuretisch. 1 Esslöffel auf 2 Tassen Theeaufguss.

§ 281. Radix senegae, Senegawurzel.
Von *Polygala senega* Linn. — *Dosis:* 30 bis 60 Centig. in Pulver. Als Aufguss 4 bis 15 Gramm auf 150.

b) **Extractum senegae**, Senegaextrakt. Mittels Weingeist und Wasser ausgezogen. Lösung trübe. — *Dosis:* 30 bis 60 Centig.

c) **Syrupus senegae,** Senegasyrup. 5 Th. Senega
mit 5 Th. Weingeist und 45 Th. destillirten
Wassers 2 Tage digerirt, ausgedrückt. Zur Colatur Zucker 60 Th. — *Dosis:* theelöffelweise.

§ 282. **Herba polygalae** (*amarae*), Kreuzblu-
menkraut. Die Blattrosetten nebst Wurzeln und
Stengeln von *Polygala amara* Linn. — *Dosis:* 6 bis
15 Gramm täglich, in Abkochung.

b) **Extractum polygalae amarae,** Kreuzblumen-
extract. Mit kochendem Wasser ausgezogen.
— *Dosis:* ¹/₂ bis 2 Gramm.

§ 283. I. **Flores arnicae,** Wohlverleihblüthen,
Arnikablüthen — und

II. **Radix arnicae,** Wohlverleihwurzel, Ar-
nikawurzel. Von *Arnica montana* Linn. — *Dosis:*
30 bis 60 Centig. in Abkochung oder Aufguss.

b) **Tinctura arnicae,** Arnika- oder Wohlverleih-
tinktur. 1 Th. Blüthen mit 10 Th. verdünntem Weingeist ausgezogen.

c) **Extractum arnicae florum,** Arnikaextract.
Durch gleiche Theile Spiritus und Wasser ausgezogen. — *Dosis:* 20 bis 60 Centig. (Ph. saxon.
aus der Wurzel.)

d) **Oleum arnicae florum** (*aethereum*). Wohlverleihöl. — *Dosis:* ¹/₄ bis 2 Tropfen. Am besten
mit Spiritus verdünnt als Spiritus arnicae destillatus 1 Th. auf 10 Th. Alkohol, zum innern
und äussern Gebrauch zu empfehlen.

§ 284. **Radix pyrethri** (*germanica*), Bertramwurzel. Von *Anacyclus officinarum* Hayne. (*Anthemis Pyrethrum* L.) — *Dosis:* 10 bis 25 Centig. in Aufguss.

b) **Tinctura pyrethri,** Bertramtinktur. 1 Th.
Wurzel mit 5 Th. Spir. rectfss. ausgezogen. —
Dosis: 5 bis 15 Tropfen in Verdünnung.

c) **Flores pyrethri caucasici *et* rosaei,** Insecten-
pulver, davon *Tinctura pyrethri caucasici,* In-
sectentinktur, beide gegen verschiedene Arten
von Parasiten anwendbar, man zieht die dalma-
tinische der persischen vor.

§ 285. **Herba spilanthis** (*oleracei*), Para-Kresse, ABC-Blume. Von *Spilanthes oleraceus* Jacq.

b) **Tinctura spilantis composita**, Paratinktur, *Paraguay-Roux*. 1 Th. Spilanthes- und 1 Th. Bertramwurzel mit 5 Th. verdünntem Weingeist ausgezogen.

§ 286. **Radix helenii** *s. enulae*, Alantwurzel. Von *Inula helenium* Linn. — *Dosis:* $^1/_2$ bis 2 Gramm in Pulver, Pillen, Abkochung.

b) **Extractum helenii** *s. enulae*, Alantextrakt. Mit Weingeist und Wasser ausgezogen. — *Dosis:* $^1/_2$ bis 1 Gramm.

§ 287. **Radix pimpinellae,** Pimpinell- oder Bibernellwurzel. Von *Pimpinella saxifraga* Linn. und *Pimpinella magna* Linn. — *Dosis:* 30 bis 120 Centig., in Aufguss.

b) **Tinctura pimpinellae**, Pimpinell- oder Bibernelltinktur. 1 Th. Pimpinellwurzel mit 5 Th. dünnem Weingeist ausgezogen. — *Dosis:* 10 bis 50 Tropfen in Verdünnung.

c) **Extractum pimpinellae**, Bibernellextrakt, mit gleichen Theilen Spiritus und Wasser ausgezogen. Trübe Lösung in Wasser. — *Dosis:* 20 bis 60 Centig.

§ 288. **Herba chelidonii** (*majoris*), Schöllkraut. Von *Chelidonium majus* Linn. Frisch, zu Gewinnung des Kräutersafts und der Präparate.

b) **Extractum chelidonii**, Schöllkrautextrakt. Aus dem frischen Safte der blühenden Pflanze mit Weingeist-Nachbehandlung ausgezogen. — *Dosis:* 6 bis 20 Centig.

c) **Tinctura chelidonii** (*e succo*), *Essentia chelidonii*, Schöllkrautessenz. Aus frischen Blättern mit Spiritus. — *Dosis:* 5 bis 30 Tropfen.

§ 289. **Radix bardanae,** Klettenwurzel. Von *Lappa officinalis* All. (*Arctium lappa* Linn.) und anderen Arten. — *Dosis:* 20 bis 50 Gramm täglich, in Abkochung.

§ 290. **Rhizoma caricis,** *Radix caricis* (*arenariae*),

Sandriedgraswurzel. Von *Carex arenaria* Linn.
— *Dosis:* 20 bis 50 Gramm täglich, in Abkochung.

§ 291. Radix saponariae, Seifenwurzel. Von *Saponaria officinalis* Linn. — *Dosis:* täglich 30 bis 60 Gramm, in Macerationsdecoct.

§ 292. I. Lignum guajaci *s. sanctum*, Guajakholz, Pockenholz, Franzosenholz. Von *Guajacum officinale* Linn. Zerkleinert: *Rasura ligni guajaci*.
— *Dosis:* 8 bis 30 Gramm täglich, in Abkochung.

II. **Resina guajaci,** Guajakharz. Mit oxydirenden Substanzen grün oder blau werdend. In Weingeist und Aetzkaliliquor löslich. — *Dosis:* 20 bis 80 Centig. in Pulvern, Pillen etc.

b) **Tinctura guajaci,** Guajaktinktur. 1 Th. Guajakharz in 5 Th. Weingeist. — *Dosis:* 20 bis 60 Tropfen.

c) **Tinctura guajaci ammoniata** *s. volatilis*, flüchtige oder ammonhaltige Guajaktinktur. 3 Th. Guajakharz, 5 Th. Salmiakgeist und 10 Th. Weingeist. — *Dosis:* 10 bis 30 Tropfen.

d) **Extractum guajaci** (*ligni*), Guajakholzextrakt. Mit ãã Wasser und Spiritus ausgezogen. — *Dosis:* ½ bis 1 Gramm.

e) **Species ad decoctum lignorum,** *Species lignorum s. purificantes*, Blutreinigungsthee, Holzthee. Guajakholz 5 Th., Hauhechelwurzel 3 Th., Süssholz und Sassafras ãã 1 Th., grob zerschnitten. — *Dosis:* täglich 15 bis 30 Gramm, in Abkochung.

f) **Species lignorum laxantes,** abführender Holzthee. 1 Th. Sennesblätter 4 Th. Holzthee. Sächsisches Volksmittel.

§ 293. Rhizoma chinae, *Radix chinae*, Chinawurzel. Von *Smilax china* Linn. — *Dosis:* 20 bis 50 Gramm täglich, in Abkochung.

§ 294. Radix sarsaparillae *s. sassaparillae s. salsaparillae*, Sassaparille. Von *Smilax medica* Schlechtendal (und anderen Arten) aus Central- und Südamerika. — *Dosis:* täglich 30 bis 60 Gramm, in Macerationsdekokt.

b) **Decoctum sassaparillae compositum** *s. Zittmanni*, Zittmann'sches Dekokt.

I. **fortius**, stärkeres. 100 Gramm Sassaparillwurzel in 2600 Gramm Wasser einen Tag lang digerirt, dann zugesetzt 6 Gramm Zucker und 6 Alaun; dies 3 Stunden im Dampfapparat gekocht: am Schluss zugesetzt Anies und Fenchel (āā 4), Senna (24), Süssholz (12): durchgeseiht zur Colatur von 2500 Gramm. Aus diesen 2500 Gramm werden 8 Tagesportionen abgetheilt. — Auf Verlangen werden in einem Säckchen 4 Gramm Kalomel und 1 Zinnober mitgekocht: als *Decoctum Zittmanni genuinum*.

II. **mitius**, schwächeres. Der Rückstand des Vorigen wird unter Zusatz von 50 Gramm Sassaparille abermals in 2600 Gramm Wasser drei Stunden lang gekocht, dazu am Schlusse Zitronschale, Zimmtkassie, Kardamomen und Süssholz āā 3 Gramm; durchgeseiht zu 2500 Gramm Colatur, welche in 8 (Nachmittags-) Portionen getheilt werden.

Dosis: früh eine Portion starkes, Nachmittags eine dergleichen schwaches Dekokt.

c) **Syrupus sarsaparillae compositus**, zusammengesetzter Sassaparillsyrup, *Roob antisyphiliticum, Syrop Laffecteur,* Laffecteur-Syrup. 24 Th. Sassaparille mit Guajak, Sassafras und Chinawurzel āā 16 Th., grauer Chinarinde 8 Th. und Anies 3 Th. werden mit 250 Th. kochenden Wassers einige Stunden digerirt, dann ausgepresst, kolirt und auf 80 Th. eingedickt, in welchen 130 Th. Zucker gelöst werden. — *Dosis:* früh und Abends eine halbe Tasse voll, nebst besonderer Kurmethode.

XIV. KLASSE.
Narkotische Mittel.

A. Scharfe narkotische Mittel.

§ 295. **Semen colchici,** Zeitlosensamen. Von *Colchicum autumnale* Linn. — *Dosis:* 5 bis 20 Centig.

b) **Tinctura colchici** (*seminum*), Zeitlosentinktur. Aus 1 Th. Samen mit 10 Th. verdünntem Weingeist ausgezogen. — *Dosis:* 20 bis 40 Tropfen. — *Max. Dosis:* 2 Gramm, täglich 6 Gramm.

c) **Vinum colchici** (*seminum*), Zeitlosensamenwein. 1 Th. Zeitlosensamen mit 10 Th. Xereswein ausgezogen. — *Dosis:* 20 bis 40 Tropfen. — *Max. Dosis:* 2 Gramm, täglich 6 Gramm.

d) **Acetum colchici** (*seminum*), Zeitlosenessig. 1 Th. Zeitlosensamen und 1 Th. Weingeist mit 9 Th. reinem Essig digerirt und filtrirt. — *Dosis:* 1 bis 4 Gramm in Verdünnung, beziehentlich in Saturation.

e) **Oxymel colchici** (*seminum*), Zeitlosensauerhonig. 1 Th. Zeitlosenessig und 2 Th. Honig, auf 2 Th. abgeraucht. — *Dosis:* theelöffelweise und mehr.

f) **Colchicinum.** Kolchicin. Gegen Gicht zu 1 bis 5 Milligramm pro dosi in Pillen oder weingeistiger Lösung.

§ 296. **Rhizoma veratri,** *Radix veratri albi s. hellebori albi,* weisse Niesswurzel, Germer-Wurzel. Von *Veratrum album* Linn. — *Dosis:* 3 bis 12 Centig. in Pulver, Pillen etc. — *Max. Dosis:* 30 Centig., täglich 120 Centig.

b) **Veratrinum,** Veratrin. Weisses Pulver, in Aether, Chloroform, Weingeist und verdünnten Säuren löslich, nicht in Wasser. — *Dosis:* 1 bis 5 Millig., in Pillen. — *Max. Dosis:* 5 Millig., täglich 3 Centig.

c) **Tinctura veratri,** Weiss-Niesswurztinktur. *Tinct. veratri albi, Tinct. hellebori albi.* 1 Th.

XIV. Klasse. *A. Scharfe narkotische Mittel.*

Rhizoma veratri, 10 Th. verdünnten Weingeist. — *Dosis*: 6 bis 20 Tropfen 2mal am Tage, meist äusserlich gegen psorische und scabiöse Hautstellen, Chloasmaflecken. Jetzt officinell.

d) **Pulvis sternutatorius albus.** Weisses Niesspulver, Hauptpulver, Schneeberger Schnupftabak. 160 Th. Reismehl, 20 Th. grüne Niesswurz, 10 Th. Veilchenwurzel, 1 Th. Bergamottöl. (Dazu noch 1 Th. Lavendelöl Dresdener Apotheken.)

§ 297. **Fructus sabadillae,** *Semen sabad.*, Sabadillsamen. Von *Sabadilla officinalis* Brandt (*Veratrum Sabadilla* Linn.). — *Dosis*: 10 bis 20 Centig. in Pillen. — *Max. Dosis*: 25 Centig., täglich 1 Gramm.

§ 298. **Radix hellebori viridis,** grüne Niesswurzel, Christwurz. Von *Helleborus viridis* Linn., vor der Blüthe oder im Herbste gesammelt, aus Mittel- und Südeuropa. (Statt *H. niger* oder anderer Species allein zu verwenden.) — *Dosis*: 3 bis 10 Centig. in Pulver, Pillen. — *Max. Dosis*: 30 Centig., täglich 120 Centig.

b) **Tinctura hellebori viridis,** Niesswurzeltinktur. 1 Th. grüne Niesswurzel mit 10 Th. verdünntem Weingeist ausgezogen. — *Dosis*: 2 bis 8 Tropfen in viel Schleim.

c) **Extractum hellebori viridis.** Niesswurzextrakt. Aus der Wurzel mittelst Spiritus ausgezogen. — *Dosis*: 3 bis 10 Centig.

§ 299. **Tubera aconiti,** *Radix aconiti*, Sturmhutwurzel, Eisenhutknollen. Von *Aconitum napellus* Linn., der wildwachsenden Pflanze, jetzt allein (statt der Blätter) officinell. — *Dosis*: 3 bis 10 Centig. — *Max. Dosis*: 15 Centig., täglich 60 Centig.

b) **Aconitinum,** Akonitin. Weisses oder gelbliches Pulver, scharfbitter, in Wasser sehr schwer, (besser durch Salzsäurezusatz) löslich, aber leicht in Weingeist, Aether, Chloroform. — *Dosis*: 1 bis 4 Millig. — *Max. Dosis*: 4 Millig., täglich 3 Centig.

c) **Extractum aconiti,** Eisenhutextrakt, Sturm-

XIV. Klasse. A. Scharfe narkotische Mittel.

hutextrakt.*) Aus den trockenen Wurzelknollen mittels Spiritus ausgezogen. — *Dosis*: 5 Millig. bis 2 Centig. (*Caute!*) — *Max. Dosis*: 25 Millig., täglich 10 Centig.

d) **Tinctura aconiti**, Eisenhuttinktur, Sturmhuttinktur. 1 Th. Wurzelknollen mit 10 Th. Spiritus dilutus ausgezogen. — *Dosis*: 5 bis 20 Tropfen in Verdünnung. (*Caute!*) — *Max. Dosis* 1 Gramm, täglich 4 Gramm. Officinell.

e) **Essentia aconiti**, aus der frischen blühenden Pflanze mittels Auspressen derselben und Maceriren mit Spiritus. Homöopathie. Auf dieselbe Weise werden die Essenzen aus *Belladonna, Bryonia, Cicuta (Conium), Digitalis, Hyoscyamus, Lactuca virosa, Rhois toxicodendron, Pulsatilla* und *Stramonium* bereitet.

§ 300. **Herba pulsatillae** (*nigricantis*), Küchenschelle. Von *Anemone pratensis* und *Anemone pulsatilla* Linn. — *Dosis*: 10 bis 30 Centig. in Pulvern, Pillen.

b) **Extractum pulsatillae**, Küchenschellenextrakt. Aus dem Safte der frischen blühenden Pflanze, mit Spiritus-Nachbehandlung des Pressrückstands. — *Dosis*: 1 bis 10 Centig. — *Max. Dosis*: 20 Centig., täglich 1 Gramm.

§ 301. **Folia toxicodendri,** *Herba rhoïs radicantis s. rh. toxicodendri*, Giftsumachblätter, Sumachblätter. Von *Rhus toxicodendron* Mich. — *Dosis*: 3 bis 20 Centig. in Pulver oder Aufguss. — *Max. Dosis*: 40 Centig., täglich 1,2 Gramm.

b) **Tinctura toxicodendri** *s. rhoïs radicantis*, Giftsumachtinktur. Aus frischen zerquetschten Blättern (5 Th.) mittels Weingeist (6 Th.) ausgezogen. — *Dosis*: 2 bis 10 Tropfen. — *Max. Dosis*: 1 Gramm, täglich 3 Gramm.

§ 302. **Folia digitalis** (*purpureae*), *Herba digitalis p.*, Fingerhutkraut. Von *Digitalis pupurea*

---

*) Die **narkotischen Extrakte** können, zufolge der Ph. G., mit gleichen Theilen Süssholzpulver verrieben als trockene Pulver verwahrt werden. Dies hat auf die ärztliche Verordnung weiter keinen Einfluss.

Linn. Zur Blüthezeit, wildwachsend, gesammelt. — *Dosis:* 3 bis 20 Centig., in Pulvern, Pillen, Aufguss. — *Max. Dosis:* 30 Centig., täglich 1 Gramm.

b) **Extractum digitalis**, Fingerhutextrakt. Aus den Blättern und Stengeln der blühenden Pflanze ausgepresst, mit Weingeist-Nachbehandlung. — *Dosis:* 2 bis 12 Centig. — *Max. Dosis:* 20 Centig., täglich 80 Centig.

c) **Tinctura digitalis** (*e succo*), *Essentia digitalis* Ph. sax., Fingerhutessenz. 5 Th. frische Blätter mit 6 Th. Spiritus behandelt. — *Dosis:* 5 bis 20 Tropfen. — *Max. Dosis:* 2 Gramm, täglich 6 Gramm.

d) **Tinctura digitalis aetherea**, ätherische Fingerhuttinktur. Aus 1 Th. getrockneter Fingerhutblätter mittels 10 Th. Aethergeist ausgezogen. *Dosis:* 5 bis 15 Tropfen. — *Max. Dosis:* 1 Gramm, täglich 3 Gramm.

e) **Acetum digitalis**, Fingerhutessig. 1 Th. Fol. digitalis und 1 Th. Weingeist mit 9 Th. reinem Essig digerirt und filtrirt. — *Dosis:* 10 bis 30 Tropfen. (Vorsichtig!)

f) **Unguentum digitalis**, Fingerhutsalbe. 1 Th. Extr. digitalis auf 9 Th. Wachssalbe.

g) **Digitalinum**. In Spiritus leicht, in Wasser schwer löslich. — *Dosis:* 1 bis 2 Millig. — *Max. Dosis:* 3 Millig., täglich 12 Millig.

h) **Globuli digitalini**, Digitalinkügelchen. Die ächten Pariser von Quevenne enthalten jedes 1 Millig. Digitalin, das Fläschchen 60 Kügelchen (also 1 Gran = 0,06), die deutschen 50 Stück auf 0,06. — *Dosis:* 2, 3 höchstens 4 Kügelchen am Tage.

§ 303. **Herba linariae,** Leinkraut. Von *Linaria vulgaris* Mill. (*Antirrhinum linaria* Linn.)

b) **Unguentum linariae**, Leinkrautsalbe. 1 Th. Leinkraut (mit etwas Weingeist befeuchtet) wird in 5 Th. Schweinefett heiss digerirt, ausgepresst und filtrirt. Grün.

§ 304. **Herba lactucae** (*virosae*), Giftlattich. Von *Lactuca virosa* Linn. die 2jährige Pflanze. Nicht von *Lactuca scariola* Linn.

b) **Extractum lactucae virosae**, Giftlattichextrakt. Aus dem frischen Safte der blühenden Pflanze mit Weingeist-Nachbehandlung. — *Dosis:* 3 bis 20 Centig. — *Max. Dosis:* 60 Centig., täglich 2,5 Gramm.

c) **Lactucarium** (*germanicum s. virosum*), deutsches Lattichopium, Giftlattichsaft. Der eingetrocknete Milchsaft von *Lactuca virosa* Linn. In Wasser trübe löslich; in Weingeist und Aether theilweis löslich. — *Dosis:* 5 bis 20 Centig., in Pulvern, Pillen, Emulsionen. — *Max. Dosis:* 30 Centig., täglich 1,2 Gramm.

§ 305. **Stipites dulcamarae,** Bittersüssstengel. Von *Solanum dulcamara* Linn. — *Dosis:* 5 bis 20 Gramm täglich, in Abkochung.

b) **Extractum dulcamarae**, Bittersüss-Extrakt. Mittels heissen Wassers ausgezogen. — *Dosis:* 20 bis 60 Centig.

§ 306. **Fructus phellandrii** (*aquatici*), *Semen phellandrii aq. s. feniculi aquatici*, Wasserfenchel. Von *Oenanthe phellandrium* Lam. (*Phellandrium aquaticum* Linn.) — *Dosis:* $1/2$ bis 2 Gramm, in Aufguss oder Pulver.

B. Spinale Narkotika.

§ 307. **Semen strychni,** *Nuces vomicae,* Krähenaugen, Brechnuss. Von *Strychnos nux vomica* Linn. — *Dosis:* 3 bis 10 Centig. — *Max. Dosis:* 10 Centig., täglich 30 Centig.

b) **Tinctura strychni** *s. nucis vomicae*, Krähenaugentinktur. 1 Th. Brechnüsse mit 10 Th. verdünntem Weingeist ausgezogen. — *Dosis:* 2 bis 10 Tropfen. — *Max. Dosis:* 50 Centig., täglich 150 Centig. (*Caute!*)

c) **Tinctura strychni aetherea**, ätherische Krähenaugentinktur. 1 Th. Brechnüsse auf 10 Th. Spiritus aethereus. — *Dosis:* dieselbe.

d) **Extractum strychni aquosum** *s. nucum vomicarum aquosum*, wässeriges Krähenaugenextrakt. Mittels kochenden Wassers ausgezogen. Trocken;

Lösung trübe. — *Dosis:* 3 bis 20 Centig. — *Max. Dosis:* 20 Centig., täglich 60 Centig.

e) **Extractum strychni spirituosum**, *Extr. nucum vomicarum spirituosum*, weingeistiges Krähenaugenextrakt. Mittels Weingeist ausgezogen. Trocken; trübe Lösung. — *Dosis:* 5 Millig. bis 3 Centig. — *Max. Dosis:* 5 Centig., täglich 15 Centig. (*Caute!*)

f) **Strychninum** (*purum*), Strychnin. Weissliche Krystalle, in Wasser unlöslich, in Aether und absolutem Alkohol fast, in verdünntem Weingeist nur zu 5 % löslich. — *Dosis:* 3 bis 6 Millig. — *Max. Dosis:* 1 Centig., täglich 3 Centig. (Vorsichtig!)

g) **Strychninum nitricum**, salpetersaures Strychnin. Krystallinisch, in 60 Th. kalten und 3 Th. kochenden Wassers löslich, in verdünntem Weingeist löslicher als in starkem. — *Dosis:* 3 bis 6 Millig. in Pillen oder Lösung. — *Max. Dosis:* 1 Centig., täglich 3 Centig.

§ 308. **Secale cornutum,** Mutterkorn, *Clavus secales, Ergot* (franz.). Die im Roggensamen entstandenen Dauer-Mykelien eines auf feuchter Erde aus ihnen erwachsenden Pilzes, der *Claviceps purpurea* Tulasne. Darf nur ein Jahr lang vorräthig bleiben. — *Dosis:* 20 bis 60 Centig., in Pulver, Pillen, Dekokt.

b) **Tinctura secalis cornuti**, Muttterkorntinktur. 1 Th. Mutterkorn mit 10 Th. verdünntem Weingeist ausgezogen. — *Dosis:* 10 bis 30 Tropfen, alle halbe bis zwei Stunden, je nach der Gefahr.

c) **Extractum secalis cornuti**, *Ergotinum (aquoso-spirituosum)*, *Extr. haemostaticum Bonjean*, Ergotin, Mutterkornextrakt. Mittels Wasser ausgezogen, mit Weingeist-Nachbehandlung. In Wasser klar löslich. — *Dosis:* 5 bis 30 Centig., in Pillen oder Mixtur.

§ 309. **Summitates sabinae,** *Herba s. Folia sabinae*, Sadebaumspitzen. Von *Sabina officinalis* Garcke (*Juniperus sabina* Linn.). — *Dosis:* 30 bis 60 Centig., in Pulver, Aufguss etc.

b) **Extractum sabinae**, Sadebaumextrakt. Mit

gleichen Theilen Wasser und Weingeist ausgezogen. — *Dosis:* 3 bis 15 Centig. — *Max. Dosis:* 20 Centig., täglich 1 Gramm.

c) **Unguentum sabinae**, Sadebaumsalbe. 1 Th. Extr. sabinae in 9 Th. Wachssalbe. Frisch zu zu bereiten.

d) **Oleum sabinae**, Sadebaumöl. Dünn, gelblich, in āā Weingeist löslich. — *Dosis:* $1/_2$ bis 2 Tropfen.

§ 810. **Tinctura thujae** (*occidentalis*), Lebensbaumtinktur. Frische zerquetschte Thujablätter (5 Th.) mit Weingeist (6 Th.) ausgezogen. Aeusserlich zum Bepinseln von Feuchtwarzen.

§ 810 A. **Acidum hydrocyanatum** *seu hydrocyanicum*, Blausäure. Enthält 2% wasserleere Blausäure. *Dosis:* $1/_6$ bis 1 Tropfen in Verdünnung. — *Max. Dosis:* 4 Centig., täglich 16 Centig.

§ 811. **Folia laurocerasi,** Kirschlorbeerblätter. — Von *Prunus laurocerasus* Linn. (Zum Präp.)

b) **Aqua laurocerasi**, Kirschlorbeerwasser. 10 Th. weingeistiges Destillat aus je 12 Th. Kirschlorbeerblätter. Die Stärke wie Bittermandelwasser. Nicht getrübt. — *Dosis:* 6 bis 20 Tropfen. — *Max. Dosis:* 2 Gramm, täglich 7 Gramm.

§ 312. **Amygdalae amarae,** *Semen amygd. amar.*, bittere Mandeln. Von *Amygdalus communis* Linn. *var. amara.*

b) **Oleum amygdalarum amararum aethereum**, ätherisches Bittermandelöl. In Spiritus leicht löslich. — *Dosis:* 1 bis 4 Centig., d. h. bis 1 Tropfen. — *Max. Dosis:* 4 Centig., täglich 16 Centig.

c) **Aqua amygdalarum amararum** (*concentrata s. cohobata*), Bittermandelwasser (starkes). Aus 12 Th. Bittermandeln mittels alkoholhaltigen Wassers 10 Th. abdestillirt; enth. 1 pro Mille Blausäure. Ist etwas trübe und muss gut verschlossen aufbewahrt werden. — *Dosis:* 6 bis 15 Tropfen. — *Max. Dosis:* 2 Gramm, täglich 7 Gramm.

d) **Aqua amygdalarum amararum diluta**, *Aqua cerasorum* (*amygdalata*), schwaches Mandelwasser, Kirschwasser. 1 Th. Bittermandelwasser mit 19 Th. destillirten Wassers verdünnt. — *Dosis:* thee- und halbe Esslöffel voll. (In esslöffelweiser Gabe manchmal schon zu stark wirkend! R.)

§ 313. Folia nicotianae *s. tabaci*, *Herba tabaci*,
Tabaksblätter. Von *Nicotiana tabacum* Linn. — *Dosis:* 1 bis 2 Gramm zu 1 Tabaksklystier.

§ 314. Herba conii (*maculati*), *Herba cicutae terrestris*, Schierlingskraut.
Das blüthen- und fruchttragende Kraut von *Conium maculatum* Linn., ohne Stengel und grobe Aeste. — *Dosis:* 5 bis 20 Centig., in Pulver, Pillen etc. — *Max. Dosis:* 30 Centig., täglich 2 Gramm.

b) **Extractum conii**, Schierlingextrakt. Aus dem frischen Safte des Krautes, mit Weingeist-Nachbehandlung dargestellt. — *Dosis:* 1 bis 10 Centig. — *Max. Dosis:* 18 Centig., täglich 60 Centig.

c) **Emplastrum conii** *s. cicutae* (*simplex*), Schierlingpflaster. Gepulvertes Schierlingkraut 2 Th. in eine Masse aus 4 Th. gelbem Wachs und ā̄ 1 Th. Terpenthin und Baumöl.

d) **Emplastrum conii ammoniacatum.** 9 Th. des vorigen mit 2 Th. durch Meerzwiebelessig in der Wärme weich gemachtem Ammoniakgummi.

e) **Unguentum conii**, Schierlingsalbe. 1 Th. Extractum conii auf 9 Th. Wachssalbe.

f) **Coniinum**, Koniin. Oelige, gelbliche oder farblose Flüssigkeit von durchdringendem Geruche, 0,89 spec. Gew.; in Weingeist, Aether, Chloroform und Oelen löslich, aber nur in 100 Th. kalten Wassers. — *Dosis:* $1/80$ bis $1/30$ Tropfen. — *Max. Dosis:* 1 Millig., täglich 3 Millig. *Ext.* 1 Tropfen in 10 Gramm Mandelöl, als Augensalbe.

C. Cerebrale Narkotika.

§ 315. Fructus papaveris immaturi, *Capita vel Capsulae papav.*, Mohnköpfe. Von *Papaver somniferum* Linn., *var. nigra*. — *Dosis:* 8 bis 15 Gramm auf 150 Th. Dekokt.

b) **Syrupus papaveris** *s. capitum papaveris, loco Syrupi diacodion*, Mohnkopfsyrup, Beruhigungsaft. Mohnköpfe und Johannisbrot āā 3 Th. und Süssholz 2 Th., mit 50 Th. heissen Wassers infundirt, auf 15 Th. Colatur abgeraucht, dazu 25 Th. Zucker. — *Dosis:* theelöffelweise. Pharm. Sax.

c) **Syrupus papaveris,** Beruhigungssaft. 10 Th. Mohnköpfe mit 5 Th. Spiritus angefeuchtet und mit 50 Th. Wasser digerirt. In 35 Th. Colatur werden 65 Th. Zucker gelöst. Officinell.

§ 316. Opium, *Thebaïcum, Meconium, Succus thebaïcus*, Opium, Mohnsaft. Getrockneter Milchsaft von *Papaver somniferum* Linn. (*var. alba*). In Wasser und Weingeist zum Theil löslich. Soll wenigstens 10 % Morphium enthalten. — *Dosis:* 1 bis 10 Centig. — *Max. Dosis:* 15 Centig., täglich 50 Centig.

b) **Aqua opii,** Opiumwasser. 5 Th. Destillat aus 1 Th. Opium. Zu Augenwässern.

c) **Extractum opii** (*aquosum s. gummosum*), *Extr. thebaïcum aquosum, Extr. meconii*, Opiumextrakt. Mit destillirtem Wasser ausgezogen. Lösung trübe. (Nöthigenfalls zu filtriren, z. B. für den Pulverisateur!) — *Dosis:* 1 bis 6 Centig. — *Max. Dosis:* 10 Centig., täglich 40 Centig.

d) **Syrupus opiatus,** Opiumsyrup. 1 Th. Opiumextrakt in 1000 Th. Syrupus simplex. — *Dosis:* theelöffelweise.

e) **Tinctura opii simplex,** *Tinctura thebaïca, Tinct. meconii*, einfache Opiumtinktur. 4 Th. Opium mit āā 20 Th. dünnem Weingeist und destillirtem Wasser digerirt. Spec. Gew. 0,974 bis 0,978. 10 Theile enthalten das Lösliche von 1 Th. Opium. — *Dosis:* 2 bis 15 Tropfen. — *Max. Dosis:* 1,5 Gramm, täglich 5 Gramm.

f) **Tinctura opii crocata,** *Laudanum liquidum (Sydenhami)*, safranhaltige Opiumtinktur, Opiumwein. 30 Th. Opium und 10 Th. Safran nebst ā̄ 2 Th. Würznelken und Zimmtkassie, in je 150 Th. verdünntem Weingeist und dest. Wasser digerirt. Spec. Gew. 0,980 bis 0,984. Enth. in 10 Th. das Lösliche von 1 Th. Opium.
— *Dosis:* 2 bis 15 Tropfen. — *Max. Dosis:* 1,5 Gramm, täglich 5 Gramm.

g) **Tinctura opii benzoïca,** *Elixir paregoricum*, benzoëhaltige Opiumtinktur, Beruhigungs-Elixir, Opiumbenzoëtropfen. 1 Th. Opium, 4 Th. Benzoësäure, 2 Th. Kampfer und 1 Th. Aniesöl, in 192 Th. dünnem Weingeist digerirt. Enth. in 200 Th. das Lösliche von 1 Th. Opium
— *Dosis:* 20 Tropfen bis 1 Theelöffel.

h) **Electuarium theriaca** *seu theriacale.* Theriak. 1 Th. Opium in 3 Th. spanischen Weines macerirt; dazu gesetzt die Pulver von Engelwurz 6 Th., Serpentaria 4 Th., Baldrian, Meerzwiebel, Zedoaria und Zimmtkassie ā̄ 2 Th., Kardamom, Myrrhe und Eisenvitriol ā̄ 1 Th., Honig 72 Th. und zu Latwerge verrührt. Enth. 1% Opium.
— *Dosis:* theelöffelweise.

i) **Pulvis ipecacuanhae opiatus,** *Pulvis Doveri,* Dover's Pulver. Opium und Ipekakuanha ā̄ 1 Th. zu 8 Th. Milchzucker. (Also in jedem Gramme 10 Centig. Opium.) — *Dosis:* 20 bis 50 Centig.

k) **Emplastrum opiatum** *s. cephalicum,* Opiumpflaster, Hauptpflaster. Olibanum 8 Th., Benzoë 4 Th., Opium 2 Th. und Perubalsam 1 Th., in eine Masse aus 15 Th. Terpenthin, 8 Th. Elemi und 5 Th. gelbem Wachs.

l) **Unguentum opiatum,** Opiumsalbe. 1 Th. Opiumextrakt (mit ā̄ Wasser verrieben) auf 18 Th. Wachssalbe, frisch gemischt.

m) **Pilulae odontalgicae,** Zahnschmerz-Pillen. Opium, Belladonna und Bertramwurzel ā̄ 5 Th. mit 7 Th. gelbem Wachs und 2 Th. Mandelöl verrieben; dazu ein Paar Tropfen Kajeput- und Nelkenöl (form. pil. pond. 0,05).

n) **Liquor sedativus Battleyi,** Battleys Tropfen.

Acetum opii, Opium-Essig, schwarze Tropfen. Stärker als *Tinctura opii spl.* Amerik. Ph. schreibt vor 16 Th. Opium, 3 Th. Nux moschata 2 Crocus, 24 Saccharum mit einem Ueberschuss von Acet. concentratum digerirt und auf 104 Th. eingedampft. — *Dosis:* 3—10 Tropfen 2—3 mal täglich.

§ 317. **Morphinum** (*purum*), Morphin, Morphium. Krystallinisch, in Wasser, Aether und Benzol kaum löslich; leichter in Weingeist, verdünnten Säuren und Aetzlaugen. — *Dosis:* 5 Millig. bis 3 Centig. — *Max. Dosis:* 3 Centig., täglich 12 Centig.

b) **Morphinum aceticum**, essigsaures Morphium. Weisses Pulver, in 24 Th. Wasser durch Zusatz von einigen Tropfen Essigsäure leicht löslich, schwieriger in Weingeist. — *Dosis:* wie oben.

c) **Morphinum hydrochloricum** *s. hydrochloratum s. muriaticum*, salzsaures Morphin. Krystallinisch, in 20 Th. Wasser, 60 Th. Weingeist löslich. — *Dosis:* wie oben. Nur officinell.

d) **Morphinum sulfuricum**, schwefelsaures Morphin. Krystallinisch. In Wasser und Weingeist leicht löslich. — *Dosis:* dieselbe.

e) **Trochisci morphini acetici**, Morphiumplätzchen. Jedes enth. 0,005 (= $^1/_{12}$ Gran) essigsaures Morphin.

f) **Narceïn**, Narceïn. Als Schlafmittel zu 1 bis 6 Centig., am besten in wässeriger Lösung mit einem Paar Tropfen Salzsäure.

g) **Apomorphin** oder Brechmorphium-Lösung, (besser *Emetomorphin* zu nennen R.) 1 Centig. salzsaures Apomorphin frisch gelöst in 25 Tropfen Wasser mit einem paar Tropfen Glycerin. Zur subcutanen Injection 8 bis 12 Tropfen einzuspritzen. — *Dosis:* 3 bis 6 Millig. Sicheres Brechmittel (Riegel & Böhm).

§ 318. **Codeïnum**, Kodeïn. Weisse oder weissgelbe Krystalle in 800 Th. kalten Wassers löslich, leichter in Weingeist oder Aether. — *Dosis:* 2 bis 5 Centig. — *Max. Dosis:* 5, täglich 10 Centig.

§ 319. Flores rhoeados *s. papaveris erratici*, Klatschrosen, Klatschmohnblüthen. Von *Papaver rhoeas* Linn., *Coquelicot* in Französisch.

b) **Syrupus rhoeados** *s. papaveris erratici*, Klatschrosensaft. 12 Th. Klatschmohnblüthen mit 20 Th. kochenden Wassers übergossen, eine Nacht macerirt, zur Kolatur (20 Th.), Zucker (36 Th.). Roth.

§ 320. Crocus, Safran. Die Stigmata von *Crocus sativus* Linn. — *Dosis:* 30 Centig. bis 1 Gramm, in Pulver, Pillen etc.

b) **Tinctura croci**, Safrantinktur. 1 Th. Safran mit 10 Th. verdünnten Weingeistes ausgezogen. — *Dosis:* 10 bis 30 Tropfen.

c) **Syrupus croci**, Safransyrup. 1 Th. Safran in 24 Th. edlen Weissweins digerirt, zur Kolatur (auf 11 Th.) 18 Th. Zucker.

d) **Emplastrum oxycroceum** *s. galbani rubrum*, Safranpflaster, Oxykrozpflaster, vulgo viererleipflaster. Je 2 Th. G. Ammoniak, Galbanum, Mastix, Myrrhe und Olibanum, nebst 1 Th. Safranpulver in 3 Th. Terpenthin und ââ 6 Th. gelbem Wachs, Kolophon und Fichtenharz.

§ 321. Glandulae lupuli, *Lupulinum*, Lupulin, Hopfenmehl. Aus den Kätzchen des *Humulus lupulus* Linn. mittels Haarsieb gesondert. — *Dosis:* 20 bis 60 Centig.

b) **Fructus lupuli**, *Strobili s. coni lupuli*, Hopfen. Von *Humulus lupulus* L. — *Dosis:* 15 bis 30 Gramm täglich in Abkochung.

c) **Extractum lupuli**, Hopfenextrakt. Mit wässrigem Spiritus ausgezogen. In Wasser nur theilweise löslich. — *Dosis:* 30 bis 60 Centig.

§ 322. I. Fructus cannabis, *Semina cannabeos*. Hanfsamen, Hanfkörner. Von der in Deutschland gebauten *Cannabis sativa* Linn. — *Dosis:* 10 bis 15 Gramm täglich als Emulsion.

II. **Herba cannabis indicae**, indischer Hanf. Blühende und halbfructificirende Aeste der weiblichen

Pflanze der *Cannabis sativa* Linn., aus Ostindien. — *Dosis*: 20 bis 60 Centig.

b) **Extractum cannabis indicae**, indischer Hanfextrakt, *Haschisch*, Esrak der Türken. Aus dem Kraute mittels Spiritus ausgezogen. — *Dosis*: 3 bis 10 Centig., am besten in Emulsionen oder Mandelsyrup. — *Max. Dosis*: 10 Centig., täglich 40 Centig.

c) **Tinctura cannabis indicae**, indische Hanftinktur, Haschischtinktur. 1 Th. Hanfextrakt in 19 Th. Weingeist gelöst. — *Dosis*: 2 bis 10 Tropfen, in Mandelmilch, Kuhmilch oder Weingeist.

d) **Cannabinum tannicum.** Gerbsaures Cannabin. Alkaloid aus *Cannabis indica hypnoticum*. — *Dosis*: 0,2 bis 0,5 in Pulver. Wirkt beruhigend und schlafmachend bei Exaltationszuständen, Geisteskranken, Stenokardie.

e) **Cannabinon**, neueres Mittel, soll von derselben Wirkung des vorigen, aber zuverlässiger sein. Consistenz der dünnen Extrakte. — *Dosis*: 0,1 bis 0,3, 2 bis 3mal täglich.

§ 323. I. **Folia belladonnae**, *Herba belladonnae*, Tollkirschenblätter und

II. **Radix belladonnae**, Tollkirschenwurzel. Von *Atropa belladonna* Linn., zur Blüthezeit gesammelt. — *Dosis*: 2 bis 10 Centig. in Pulvern, Pillen etc. — *Max. Dosis*; 20 Centig., täglich 60 Centig.

b) **Extractum belladonnae**, Belladonna-Extrakt. Aus den frischen Blättern und Stengeln der blühenden Pflanze mit Weingeist-Nachbehandlung dargestellt. — *Dosis*: 1 bis 6 Centig. — *Max. Dosis*: 10 Centig., täglich 40 Centig.

c) **Tinctura belladonnae** (*e succo*), *Essentia belladonnae* Ph. sax., Belladonnaessenz, Belladonnatinktur. Aus den frischen zerquetschten Belladonnablättern (5 Th.) mit Weingeist (6 Th.) durch Maceration ausgezogen. — *Dosis*: 2 bis 10 Tropfen. — *Max. Dosis*: 1 Gramm, täglich 4 Gramm.

d) **Emplastrum belladonnae**, Belladonnpflaster. 2 Th. gepulverte Belladonnablätter in 6 Th.

einer Masse aus gelbem Wachs (4 Th.), Terpenthin und Baumöl (āā 1 Th.). Braungrün.

e) **Unguentum belladonnae**, Tollkirschen- oder Belladonnasalbe. 1 Th. Extractum belladonnae auf 9 Th. Wachssalbe.

f) **Atropinum** (*purum*), Atropin. Gelbliches Pulver, in etwa 300 Th. kalten Wassers löslich, leichter löslich in heissem Wasser und Weingeist. — *Dosis:* 0,3 bis 0,9 Millig. — *Max. Dosis:* 1 Millig., täglich 3 Millig.

g) **Atropinum sulfuricum**, schwefelsaures Atropin. Weisses Pulver, in Wasser und Weingeist leicht löslich. — *Dosis:* 0,2 bis 0,6 Millig., als Augentropfwasser 1 : 150 bis 300. — *Max. Dosis:* 1 Millig., täglich 3 Millig.

§ 324. **Faba calabarica**, *Semen physostigmatis*, Kalabarbohne. Von *Physostigma venenosum* Balfour.

b) **Extractum fabae calabaricae**, *E. physostigmatis*. Kalabarbohnenextrakt. Mittels Weingeist ausgezogen. — *Dosis:* 5 bis 20 Millig. — *Max. Dosis:* 2 Centig., täglich 6 Centig. *Charta calabarica*, Kalabarpapier. Innerhalb des Augenlides einzulegen.

c) **Physostigminum salicylatum**. *Eserinum salicylatum*. Physostigmin, Eserin. Aus Kalabarbohnen bereitet, vor Licht geschützt aufzubewahren, heftiges die motorischen Nerven lähmendes Gift. Innerlich zu 0,001 bis 0,0015 2 bis 3 mal täglich. Zu subcutaner Injection 0,0005 bis 0,002 bei Chorea und Tetanus 0,003 bis 0,004 2 bis 4 mal täglich angewendet. Die Dosis des Salicylates ist $^1/_2$ mal grösser zu fassen als vom reinen Physostigmin. Vorstehende Dosen beziehen sich auf das reine. Officinell.

§ 325. I. **Semen stramonii** *s. daturae*. Stechapfelsamen, und

II. **Folia stramonii**, *Herba stramonii*, Stechapfelblätter. Von *Datura stramonium* Linn. — *Dosis:* 3 bis 12 Centig. in Pulvern, Pillen etc. — *Max. Dosis:* 25 Centig., täglich 1 Gramm.

b) **Tinctura stramonii** (*seminum*), Stechapfeltinktur. 1 Th. Stechapfelsamen mit 10 Th. verdünnten Weingeistes ausgezogen. — *Dosis:* 5 bis 15 Tropfen. — *Max. Dosis:* 1 Gramm, täglich 3 Gramm.

c) **Extractum stramonii**, Stechapfelextrakt. Aus dem Safte der frischen Blätter mit Weingeist-Nachbehandlung. Lösung fast klar. — *Dosis:* 1 bis 6 Centig. — *Max. Dosis:* 10 Centig., täglich 40 Centig.

§ 326. I. **Semen hyoscyami**, Bilsensamen, und

II. **Folia hyoscyami**, *Herba hyoscyami*, Bilsenkraut. Von *Hyoscyamus niger* Linn. — *Dosis:* 5 bis 20 Centig., in Pulvern, Pillen etc. — *Max. Dosis:* 30 Centig., täglich 1 Gramm.

b) **Extractum hyoscyami**, Bilsenkrautextrakt. Aus dem frischen Safte der blühenden Pflanze mit Weingeist-Nachbehandlung. — *Dosis:* 2 bis 15 Centig. — *Max. Dosis:* 20 Centig., täglich 1 Gramm.

c) **Emulsio amygdalarum composita**, zusammengesetzte Mandelemulsion. Frisch zu bereiten aus 4 Th. süssen Mandeln, 1 Th. Bilsensamen und 64 Th. Kirschwasser, mit Zusatz von 6 Th. Zucker und 1 Th. gebrannter Magnesia. — *Dosis:* esslöffelweise.

d) **Oleum hyoscyami infusum** (statt des **coctum**), Bilsenkrautöl (fettes). 2 Th. Bilsenkraut erst mit 1 Th. Weingeist angefeuchtet, dann mit 20 Th. Olivenöl in der Wärme digerirt, ausgepresst und filtrirt.

e) **Unguentum hyoscyami**, Bilsenkrautsalbe. 1 Th. Extractum hyoscyami auf 9 Th. Wachssalbe. Frisch zu mischen.

f) **Emplastrum hyoscyami**, Bilsenkrautpflaster. Gepulvertes Bilsenkraut (2 Th.) in einer Masse aus 4 Th. gelbem Wachs und 1 Th. Terpenthin.

XV. KLASSE.

Bittere Mittel.

A. Rein bittere Mittel.

§ 327. Lignum quassiae (*surinamense*), Quassia (-Holz). Von *Quassia amara* Linn. Zerkleinert: *Rasura ligni quassiae*. — *Dosis:* 1 bis 4 Gramm in Aufguss etc.

b) **Extractum quassiae**, Quassienextrakt. Durch wiederholtes Auskochen mit Wasser gewonnen. — *Dosis:* 30 bis 60 Centig.

c) **Tinctura quassiae**, 1 Th. auf 9 Th. Weingeist.

§ 328. Herba centaurii (*minoris*), Tausendgüldenkraut. Von *Erythraea centaurium* Persoon. (*Gentiana centaurium* Linn.) — *Dosis:* 1 bis 3 Gramm, in Abkochung.

b) **Extractum centaurii** (*minoris*), Tausendgüldenkrautextrakt. Mittels heissen Wassers ausgezogen. — *Dosis:* $^1/_2$ bis 1 Gramm.

§ 329. Radix gentianae, Enzianwurzel. Von *Gentiana lutea* Linn. — *Dosis:* $^1/_2$ bis 2 Gramm, in Aufguss (gern mit Wein).

b) **Extractum gentianae**, Enzianextrakt. Mit kaltem Wasser ausgezogen. — *Dosis:* $^1/_2$ bis 2 Gramm.

c) **Tinctura gentianae**, Enziantinktur. 1 Th. Enzian mit 5 Th. verdünnten Weingeistes digerirt. — *Dosis:* 20 bis 60 Tropfen.

d) **Tinctura amara**, bittere Tinktur. 1 Th. Pomeranzenfrüchte, Tausendgüldenkraut und Enzianwurzel ℞ 3 Th. und Zittwerwurzel 1 Th., 2 Th. Pomeranzenschalen mit 50 Th. verdünnten Weingeistes ausgezogen. — *Dosis:* 20 bis 60 Tropfen.

§ 329 A. Cortex condurango. Condurango-Rinde. *Gonolobus condurango.* Schlingpflanze in Peru und Equador. Soll gutes Stomachicum sein, auch bei

XV. Klasse. *A.* Rein bittere Mittel. 113

Hämorrhoiden, Scropheln, Syphilis, Geschwüren mit Erfolg angewandt. — *Dosis:* 10,0 auf 200,0 Dekokt Morgens und Abends ¼ Theil. Officinell.

§ 330. Folia trifolii (*fibrini*), *Herba trifolii fibrini*, Fieberklee, Bitterklee, Dreiblatt. Von *Menyanthes trifoliata* Linn. — *Dosis:* 1 bis 4 Gramm in Abkochung.

b) **Extractum trifolii** (*fibrini*), Fieberkleeextrakt. Mittels heissen Wassers ausgezogen. — *Dosis:* ½ bis 2 Gramm.

§ 330 A. Herba fumariae, Erdrauch, von *Fumaria officinalis* L. Frisch zu Kräutersäften.

§ 331. Herba s. folia cardui benedicti, Kardobenediktenkraut. Von *Cnicus benedictus* Gärt. (*Centaurea benedicta* Linn.) — *Dosis:* 1 bis 4 Gramm, als Dekokt.

b) **Extractum cardui benedicti,** Kardobenediktenextrakt. Mittels heissen Wassers ausgezogen. — *Dosis:* ½ bis 1 Gramm.

c) **Fructus cardui mariae.** *Semen cardui mariae,* von *Silybum marianum.* Mariendistelsamen. — *Dosis:* 10 bis 15 Gramm auf 150 Dekokt. Esslöffelweise.

§ 332. Radix taraxaci, Löwenzahnwurzel. Von *Taraxacum officinale* Weber (*Leontodon tarax.* Linn.).

a) **mera s. sicca,**

b) **cum herba recenti,** im Frühling frisch zur Extraktbereitung gesammelt.

c) **Extractum taraxaci,** Löwenzahnextrakt. Aus der blühenden ganzen Pflanze mittels heissen Wassers ausgezogen. Lösung fast klar. — *Dosis:* ½ bis 2 Gramm.

§ 333. Fel tauri (*recens*), Rindsgalle (frische), Ochsengalle. Von *Bos taurus* Linn. — *Dosis:* esslöffelweise, z. B. in Pfefferminzwasser.

b) **inspissatum,** eingedickte Ochsengalle. Im Wasserbad zur Extraktform abgeraucht. — *Dosis:* ½ bis 2 Gramm in Pillen oder Lösung.

c) **depuratum siccum,** trockene gereinigte

8

Ochsengalle. Mittels Weingeist und Thierkohle gereinigt. Trockenes, weissgelbliches Pulver, in Wasser und Weingeist klar löslich, an der Luft feucht werdend. 7 Th. entsprechen 100 Th. frischer Ochsengalle. — *Dosis:* ½ bis 2 Gramm, in Lösung.

§ 334. Radix colombo *s. columbo*, Kolombowurzel. Von *Jateorrhiza calumba* Miers. (*Cocculus palmatus* Wallich.) — *Dosis:* ½ bis 2 Gramm in Dekokt (15 Gramm auf 150 Flüssigkeit).

b) **Extractum colombo**, Kolomboextrakt. Mittels Weingeist und Wasser ausgezogen. — *Dosis:* ½ bis 1 Gramm.

§ 335. Lichen islandicus, isländisches Moos, isländische Flechte. Von *Cetraria islandica* Acharius. In kaltem Wasser quellend, durch Kochen eine Gallerte bildend. — b) *Lichen islandicus ab amaritie liberatus*, entbittertes isländisches Moos. Mit kalihaltigem Wasser macerirt und ausgepresst. — *Dosis:* 10 bis 30 Gramm täglich, als Abkochung.

c) **Gelatina lichenis islandici,** Isländisch-Moosgelée oder Moosgallerte, 3 Th. isländisches Moos und 3 Th. Zucker zu 10 Th. Gallerte. — *Dosis:* theelöffelweise.

d) **Gelatina lichenis islandici saccharata** *s. pulverisata*, *Pulvis gelatinae lichenis islandici*, Moosgallertpulver. Aus entbittertem isländischen Moos gewonnene Gallerte wird eingetrocknet und mit ãã Zucker versetzt; ein graubraunes Pulver, süss mit bitterem Nachgeschmack. Mit heissem Wasser aufzukochen zu Gelée.

§ 336. Coffeïnum, *Theïnum*, Koffeïn. Farblose Krystalle, in 100 Th. kalten Wassers, 160 Th. Alkohol und 300 Th. Aether löslich; reichlich lösbar in heissem Wasser. — *Dosis:* 3 bis 6 Centig., in Pulver oder Pastillen, am besten in Citronensaftlimonade.

§ 337. Pasta guarana, Guarana. Von *Paullinia sorbilis* Mart. die zerstossenen Samen. In Wasser zum Theil löslich. — *Dosis:* ½ bis 4 Gramm.

B. Aromatisch bittere Mittel.

§ 338. I. **Folia aurantii,** Pomeranzenblätter. Von *Citrus vulgaris* Risso. — *Dosis:* 4 bis 12 Gramm als Theeaufguss.

II. **Fructus aurantii immaturi,** *Poma aurantii immatura, Aurantia immatura,* unreife Pomeranzen. Von derselben. — *Dosis:* 1 bis 2 Gramm.

III. **Cortex fructus aurantii** *s. pomorum aurantii, Flavedo corticum aurantii,* Pomeranzenschale. Die gelben Schalen von den Früchten der Pomeranze (*Citrus vulgaris* Risso) aus Italien, Südfrankreich, Malacca etc. (Nicht die Curassaoschalen.) — *Dosis:* 1 bis 2 Gramm.

b) **Oleum corticis aurantii,** Pomeranzenschalen-Oel. Gelblich, in 5 Th. Weingeist trübe löslich. Aus den frischen Schalen gewonnen, meist aus Italien. — *Dosis:* $1/2$ bis 2 Tropfen.

c) **Extractum aurantii corticis,** Pomeranzenschalenextrakt. Mit Weingeist und Wasser ausgezogen. — *Dosis:* $1/2$ bis 2 Gramm.

d) **Syrupus corticis aurantii,** Pomeranzenschalensyrup. 5 Th. Pomeranzenschalen in 45 Th. edlen Weissweins digerirt; dazu auf 40 Th. 60 Th. Zucker. — *Dosis:* theelöffelweise.

e) **Tinctura corticis aurantii.** Aus 1 Th. Pomeranzenschalen und 5 Th. verdünntem Weingeist. — *Dosis:* 20 bis 60 Tropfen.

f) **Elixir aurantii compositum,** *Elixir viscerale Hoffmanni, Elixir balsamicum temperans,* Hoffmann's Magenelixir. Pomeranzenschalen 50 Th., Zimmtkassie 10 Th., kohlensaures Kali 2,5 Th., werden acht Tage in 250 Th. Xereswein macerirt; zur Colatur hinzugefügt ää 5 Th. Extractum gentianae, absinthii, trifolii und cascarillae: nach dem Absetzen filtrirt. — *Dosis:* theelöffelweise.

g) **Elixir amarum,** *Essentia amara,* bitteres Elixir. Auflösung der Extrakte von Bitterklee und Pomeranzenschalen (ää 2 Th.) in Pfefferminzwasser und Weingeist (ää 16 Th.) nebst 1 Th. Aethergeist. — *Dosis:* theelöffelweise u. m.

§ 339. Rhizoma calami, *Radix calami (aromatici)*,
Kalmus. Von *Acorus calamus* Linn. — *Dosis:* ½ bis 2 Gramm in Pulver, Aufguss etc.

b) **Tinctura calami** (*aromatici*), Kalmustinktur. 1 Th. Kalmus mit 5 Th. verdünnten Weingeistes ausgezogen. — *Dosis:* 20 bis 60 Tropfen.

c) **Extractum calami** (*aromatici*), Kalmusextrakt. Mittels gleicher Theile Wasser und Weingeist ausgezogen. — *Dosis:* 30 bis 80 Centig.

§ 340. Cortex cascarillae, Kaskarille.
Rinde von *Croton eluteria* Bennet (u. a. Arten), aus Westindien. — *Dosis:* 1 bis 2 Gramm.

b) **Tinctura cascarillae**, Kaskarilltinktur. 1 Th. Kaskarille mit 5 Th. dünnen Weingeistes ausgezogen. — *Dosis:* 20 bis 50 Tropfen.

c) **Extractum cascarillae**, Kaskarillextrakt. Mit heissem Wasser ausgezogen. — *Dosis:* ½ bis 1 Gramm.

§ 340 A. Radix caryophyllata, Nelkenwurzel.
Von *Geum urbanum* L. — *Dosis:* 1 bis 3 Gramm in Aufguss.

§ 340 B. Herba marrubii (*albi*), Andorn, weisser.
Von *Marrubium vulgare* L. — *Dosis:* 10 bis 30 Gramm täglich als Aufguss.

b) **Extractum marrubii**, mit mässig warmem Wasser ausgezogen. — *Dosis:* ½ bis 1 Gramm.

§ 340 C. Herba Hyssopi, Ysop.
Von *Hyssopus officinalis* L. — *Dosis:* 1 bis 4 Gramm als Thee.

§ 341. Herba galeopsidis (*grandiflorae*), Liebersche Kräuter, Blankenheimer Thee, Hohlzahnkraut.
Von *Galeopsis ochroleuca* Lam. — *Dosis:* 10 bis 50 Gramm täglich, als Theeaufguss.

§ 342. Radix carlinae, Eberwurz.
Von *Carlina acaulis* Linn.

§ 343. I. Herba millefolii, *Folia millef.* und

II. **Flores millefolii**, Schafgarbenkraut und -Blüthen. Von *Achillea millefolium* Linn. — *Dosis:* 10 bis 30 Gramm, in Abkochung auf ein Paar Tassen Thee.

XV. Klasse. B. Aromatisch bittere Mittel.

b) **Extractum millefolii**, Schafgarben-Extrakt.
Mittels gleicher Theile Wasser und Weingeist
ausgezogen. — *Dosis:* $^1/_2$ bis 1 Gramm.

§ 343 A. **Flores tanaceti,** Rainfarrnblüthen.
Von *Tanacetum vulgare* L. — *Dosis:* 1 bis 3 Gramm
in Pulver oder Aufguss.

b) **Oleum tanaceti aethereum,** Rainfarrnöl. Gelblich oder grünlich, dünnflüssig, in Spiritus leicht
löslich. — *Dosis:* 1 bis 3 Tropfen in Pillen
mit Gallertüberzug.

§ 344. **Herba absinthii,** *Summitates absinthii*,
Wermuth. Von *Artemisia absinthium* Linn. — *Dosis:*
1 bis 3 Gramm, besonders in Abkochung.

b) **Oleum absinthii aethereum,** Wermuthöl. Bräunlich grün, in Spiritus löslich. — *Dosis:* 1 bis 2
Tropfen. Das in manchen Gegenden gebräuchliche *Ol. absinthii pinguinum* ist eine Abkochung
von 1 Th. Kraut in 9 Th. Oel.

c) **Tinctura absinthii,** Wermuthtinktur. Aus 1 Th.
Wermuth und 5 Th. dünnen Weingeistes. —
Dosis: 20 bis 50 Tropfen.

d) **Extractum absinthii,** Wermuthextrakt. Mittels gleicher Theile Wasser und Weingeist ausgezogen. — *Dosis:* $^1/_2$ bis 1 Gramm.

§ 345. **Flores cinae** *s. cynae*. *Semen cinae s. cynae
s. santonici*, Zittwersamen (besser -Blüthen),
Wurmsamen. Von mehreren Arten *Artemisia* (aus
der Abth. *Seriphidium*). Nur die levantischen sind gestattet, die indischen und berberischen verworfen. —
Dosis: $^1/_2$ bis 4 Gramm.

b) **Extractum cinae** *s. santonici*. Zittwerblüthenextrakt. Mittels āā Aether und Weingeist
ausgezogen. In Wasser unlöslich. Honigconsistenz. — *Dosis:* $^1/_2$ bis 1 Gramm.

c) **Santoninum,** *Acidum santonicum*, Santonin.
Weisse Krystalle. In kaltem Wasser kaum, in
heissem schwer löslich; leicht löslich in 44 Th.
kalten Alkohols, in 3 Th. Chloroform, in alkalischen Flüssigkeiten und in Oelen. — *Dosis:*
3 bis 10 Centig. — *Max. Dosis:* 10 Centig.,
täglich 50 Centig.

d) **Trochisci santonini,** Santonin - Plätzchen. Wurmplätzchen. Eine Sorte mit 5 Centig. Santonin und eine mit 25 Millig. desgl., in Chocoladenmasse.

e) **Natrum santonicum,** santonsaures Natron. Krystallinisch, in 3 Th. kalten Wassers und in 12 Th. Weingeist löslich. — *Dosis:* 20 bis 60 Centig. in Lösung; zu Klystieren ½ bis 1 Gramm.

XVI. KLASSE.

Gerbstoffhaltige Mittel.

A. Rein gerbstoffige.

§ 846. **Acidum tannicum** *s. gallotannicum, Tanninum,* Gerbsäure, Tannin. Gelblich-weisses Pulver, in Wasser leicht, in Weingeist schwieriger löslich; nöthigenfalls zu filtriren, z. B. für den Pulverisateur. — *Dosis:* 5 bis 30 Centig. in Pulvern, Pillen oder wässeriger Lösung.

§ 847. **Catechu,** *Terra japonica,* Katechu (von Pegu). Extrakt aus der Rinde von *Acacia catechu* Willd. — *Dosis:* 30 Centig. bis 1 Gramm in Pulver, Pillen etc.

b) **Tinctura catechu,** Katechutinktur. Aus 1 Th. Katechu mit 5 Th. dünnem Weingeist. — *Dosis:* 20 bis 50 Tropfen.

§ 848. **Kino** (*gummi s. resina*), Kinogummi. Von *Pterocarpus marsupium* Martius. In kaltem Wasser quellend und abfärbend, in heissem Wasser trübe löslich, in Weingeist klar. — *Dosis:* 20 bis 60 Centig.

b) **Tinctura Kino,** Kinotinktur. 1 Th. Kino in 5 Th. Weingeist. — *Dosis:* 20 bis 50 Tropfen.

§ 849. **Resina draconis,** *Sanguis draconis,* Drachenblut. Harz von *Daemonorops draco* Blume. In Spiritus, Aether und Oelen löslich.

XVI. Klasse. *A. Rein gerbstoffige.*

§ 350. Radix ratanhae *s. ratanhiae*, Ratanhawurzel. Von *Krameria triandra* R. et P. — *Dosis:* $^1/_2$ bis 1 Gramm, in Pulvern, Pillen, Dekokt.

b) **Tinctura ratanhae**, Ratanhatinktur. 1 Th. Ratanhawurzel mit 5 Th. dünnem Weingeist ausgezogen. (Nach Verlangen mit $^1/_2$ Th. gebrannten Zuckers: *T. r. saccharata.*) — *Dosis:* 10 bis 30 Tropfen.

c) **Extractum ratanhae**, Ratanhaextrakt. Mit kaltem Wasser ausgezogen. Trockenes schwarzbraunes Pulver. Lösung trübe. — *Dosis:* $^1/_2$ bis 1 Gramm.

§ 351. Lignum campechianum, Blauholz, Kampescheholz. Von *Haematoxylon campechianum* Linn. — *Dosis:* 4 bis 20 Gramm täglich, in Abkochung.

b) **Extractum ligni campechiani**, Kampescheholzextrakt. Durch wiederholtes Auskochen mit Wasser gewonnen. — *Dosis:* $^1/_2$ bis 1 Gramm.

§ 352. Gallae (*halepenses s. turcicae s. levanticae*), Galläpfel. Auswüchse der *Quercus infectoria* Olivier, erzeugt durch die Stiche von *Cynips gallae tinctoriae* Olivier. — *Dosis:* 5 bis 15 Gramm in Abkochung, bei gewissen Vergiftungen.

b) **Tinctura gallarum**, Galläpfeltinktur. 1 Th. grobgepulverte Galläpfel mit 5 Th. verdünnten Weingeistes digerirt. — *Dosis:* 20 bis 50 Tropfen.

§ 353. I. Cortex quercus, Eichenrinde. Von jüngeren Stämmchen und Aesten der *Quercus pedunculata* Erh. und *Quercus sessiliflora* Martyn. im Frühjahr gesammelt. — *Dosis:* 10 bis 20 Gramm in Abkochung.

II. Semen quercus tostum, Eichelkaffee. In Pulverform aufbewahrt.

§ 354. Rhizoma tormentillae, *Radix tormentillae*, Tormentillwurzel. Von *Potentilla tormentilla* Sibth. (*Tormentilla erecta* Linn.) — *Dosis:* 30 bis 60 Centig.

§ 355. Folia uvae ursi, *Herba uvae ursi*, Bärentraubenblätter. Von *Arctostaphylos uva ursi* Sprengel (*Arbutus ura ursi* Linn.). — *Dosis:* 1 bis 4 Gramm, in Abkochung.

§ 355 A. **Fructus myrtilli,** *Baccae myrtilli*, Heidelbeeren, Blaubeeren, von *Vaccinium myrtillus*. Getrocknet theelöffelweise (gegen Durchfall).

§ 356. **Cortex ulmi,** Ulmenrinde, Rüsternrinde. Von den jüngeren Stämmchen oder Aesten der Rüster: *Ulmus campestris* Linn. und *effusa* Willd.
— *Dosis:* 10 bis 30 Gramm in Abkochung.

B. Bitter- und gerbstoffige.

§ 857. **Cortex chinae** *s. peruvianus*, Chinarinde.
— *Dosis:* $1/2$ bis 4 Gramm.

I. **calisayae** *s. regius*, Königschina- oder Kalisayarinde. Von *Cinchona calisaya* Weddel.

II. **fuscus** *s. griseus*, braune Chinarinde. Von *Cinchona micrantha* R. u. P. u. a. Arten.

III. **ruber**, rothe Chinarinde. Von *Cinchona succirubra* Pavon. Nur diese ist officinell.

b) **Tinctura chinae** *(simplex)*, Chinatinktur. Aus 1 Th. Chinarinde mit 5 Th. dünnem Weingeist ausgezogen. — *Dosis:* 20 bis 40 Tropfen.

c) **Tinctura chinae composita** *s. Whytii, Elixir roborans Whytii*, zusammengesetzte Chinatinktur, Whytt's Elixir. 6 Th. Chinarinde, 2 Th. Pomeranzenschalen, 2 Th. Enzian und 1 Th. Zimmtkassie, mit 50 Th. dünnen Weingeistes ausgezogen. — *Dosis:* 30 Tropfen bis 1 Theelöffel voll.

d) **Vinum chinae**, Chinawein. 1 Th. Königschina mit 20 Th. Rothwein acht Tage digerirt.
— *Dosis:* esslöffel- bis weingläserweise.

e) **Extractum chinae spirituosum.** Mittels wiederholter Weingeistbehandlung gewonnen. — *Dosis:* $1/2$ bis 1 Gramm. Trocknes Extrakt.

f) **Extractum chinae aquosum** *seu* **Extractum chinae frigide paratum.** Aus der Chinarinde mit kaltem Wasser ausgezogen. — *Dosis:* $1/2$ bis 1 Gramm. Dünnes Extrakt.

IV. **Chininum:** a) **purum**, Chinin. Amorphes weisses Pulver, erst in 1200 Th. kalten Wassers löslich, leichter in Weingeist. — *Dosis:* 3 bis 25 Centig.

XVI. Klasse. *B.* Bitter- und gerbstoffige. 121

b) **Chininum sulfuricum** (*neutrale*), schwefelsaures Chinin. In etwa 800 Th. kalten und 30 Th. kochenden Wassers löslich (durch Säurezusatz leicht löslich werdend); desgl. in 60 Th. Weingeist. — *Dosis:* 3 bis 12 Centig. — *Dosis abortiva:* 20 Centig. bis 1 Gramm. Officinell.

c) **Chininum bisulfuricum** *s. sulf. acidum.* Weisse Krystalle, in 8 bis 10 Th. Wasser und in 2 Th. Weingeist löslich. — *Dosis:* dieselbe. Officinell.

d) **Chininum hydrochloricum** (*-atum*) *s. muriaticum.* salzsaures Chinin. Weisse Krystalle, in 20 Th. Wasser und in 2 bis 3 Th. Weingeist löslich, leichter in angesäuertem Wasser. — *Dosis:* 3 bis 12 Centig. — *Dosis abortiva:* 20 Centig. bis 1 Gramm. Officinell.

e) **Chininum tannicum**, gerbsaures Chinin, Amorphes Pulver, schwer in Weingeist und noch schwerer in Wasser löslich.

f) **Chininum valerianicum**, baldriansaures Chinin. Weisse Krystalle, löslich in etwa 100 Th. kalten und 40 Th. heissen Wassers und in 6 Th. Weingeist, schwerer in Aether. — *Dosis:* 6 bis 30 Centig.

V. **Chinoïdinum** *s. Chininum amorphum.* Chinoïdin. Braune harzähnliche Masse, in Wasser wenig, in Weingeist und verdünnten Säuren leicht löslich. — *Dosis:* 12 Centig. bis 1 Gramm in Pillen. Officinell.

b) **Tinctura chinoïdini** (*acida*), Chinoïdintinktur (saure). 10 Th. Chinoïdin mittels 5 Th. Salzsäure in 85 Th. Weingeist gelöst. — *Dosis:* theelöffelweise in Wasser.

VI. **Cinchoninum** (*purum*). Cinchonin. Weisse Krystalle, wenig in Wasser löslich, aber leicht in Weingeist und Chloroform. Fast unlöslich in Aether. — *Dosis:* 6 bis 60 Centig.

b) **Cinchoninum sulfuricum**, schwefelsaures Cinchonin. Weisse Krystalle, etwa in 60 Th. Wasser und in 7 Th. Weingeist löslich; in Aether gar nicht; sehr leicht in angesäuertem Wasser. — *Dosis:* dieselbe.

c) **Chinidinum sulfuricum.** Schwefelsaures Chinidin. Chemiker Broughton hat berechnet, dass vom Chinin 3 Th., vom Chinidin 5 Th. und vom Cinchonin 7 Th. nöthig sind um eine gleiche Wirkung zu erzielen.

§ 357B. Cortex Salicis, Weidenrinde.
Von 2 bis 3jährigen Aesten der *Salix pentandra, fragilis, alba et purpurea* L. — *Dosis:* 10 bis 20 Gramm in Abkochung.

b) **Salicinum**, Salicin. Weidenbitter. Krystallinisch, in 14 Th. kaltem und 2 Th. heissem Wasser löslich, ebenso in 30 Th. kaltem 3 Th. heissem Weingeist, unlöslich in Aether und Chloroform. — *Dosis:* 10 bis 50 Centig.

§ 357C. Pedunculi cerasorum acidorum.
Sauerkirschstiele. Als Thee, Volksmittel bei Keuchhusten.

C. Wurmfeindliche Adstringentien.

§ 358. Cortex radicis granati,
Granatwurzelrinde. Von *Punica granatum* Linn. (Man bestehe auf ächter Wurzelrinde!) — *Dosis:* 30 bis 100 Gramm, in Macerationsdekokt.

b) **Extractum corticis rad. granati spirituosum.** 1 Th. Rinde mit 4 Th. starkem Alkohol ausgezogen (Schacht). — *Dosis:* 8 bis 12 Gramm in Gallertkapseln oder Oblaten (z. B. mit Kosopulver).

§ 359. I. Folia juglandis, Wallnussblätter, und

II. Cortex fructus juglandis, *s. nucum juglandum*,
Putamen juglandum, grüne Wallnussschale. Von *Juglans regia* Linn. — *Dosis:* 4 bis 10 Gramm, als Abkochung.

b) **Extractum corticis fructus juglandis** *seu putaminis nucum jugland.* Wallnussschalenextrakt. Aus frischen Schalen mit Wasser ausgezogen. — *Dosis:* ½ bis 1 Gramm.

c) **Extractum foliorum juglandis.** Wallnussblätterextrakt. Aus den trockenen Blättern mit gleichen Theilen Spiritus und Wasser ausgezogen. — *Dosis:* 30 bis 80 Centig.

§ 360. **Rhizoma filicis,** *Radix filicis (maris),*
Farrn-, Wurmfarrnwurzel. Von *Polystichum filix
mas* Roth (*Polypodium f. mas* Linn.) — *Dosis:* 4 bis
12 Gramm, in Pulver, Pillen, Latwerge Kapseln etc.

  b) **Extractum filicis** (*aethereum*), *Oleum filicis.* Farrn-
wurzel- oder Wurmfarrnextrakt. Mittels
Aether ausgezogen. Honigconsistenz. In Wasser
unlöslich. — *Dosis:* 1 bis 2 Gramm.

§ 361. **Flores kosso** *s. Kusso. Fl. Brayerae anthel-
minticae,* Kosso- oder Kussoblüthen. Von *Hagenia
abyssinica* Willd. (*Brayera anthelmintica* Kunth), die
weiblichen Blüthenbüschel. — *Dosis:* 20 Gramm, in
mehrere Portionen getheilt, auf 1 Tag. Daraus:

  b) **Kousoin, Kosoin.** Fabrikmässig gefertigt. — *Dosis:* ½ bis 2 Gramm binnen ein paar Stunden.

XVII. KLASSE.

Diverse.

§ 362. **Hirudines,** Blutegel. *Sanguisuga medi-
cinalis* Savigny (der deutsche) und *Sanguisuga officinalis*
Sav. (der ungarische Blutegel).

§ 363. **Fungus igniarius praeparatus,** *Boletus
igniarius s. chirurgorum, Fungus s. Agaricus chirurgorum,*
Feuerschwamm, Wundschwamm. Aus *Polyporus
fomentarius* Fries dargestellt.

§ 364. **Collodium,** Kollodion, Klebäther.
1 Th. Schiessbaumwolle in 18 Th. Aether mit 3 Th.
Weingeist gelöst und vom Bodensatz abgegossen.
Syrupsdick. (Am besten mit dem innen am Stöpsel
befestigten Pinsel zu verordnen: *detur epistomio penicillato.*)

  b) **Collodium elasticum** *s. flexile s. ricinatum,* ela-
stisches Kollodion. Das vorige mit 2%
Ricinusöl versetzt.

§ 365. Gutta percha depurata, *Gutta tuban*, Guttapertscha. Von *Isonandra gutta* Hooker. Weisse oder gelblich weisse Masse (beziehentlich auch rothgefärbt), in kleinen Stengelchen. In heissem Wasser schmelzend. Vollständig löslich in ätherischen Oelen, Schwefelkohlenstoff und Chloroform, unvollständig in Weingeist und Aether, gar nicht in Wasser.

b) **Percha lamellata,** Guttapercha-Papier. In dünnen Blättern ausgewalzte Guttapercha. Jetzt officinell.

§ 366. Spongiae marinae, See-, Wasch- und Badeschwämme. Von *Spongia officinalis* Linn.

b) **Spongiae compressae,** Pressschwamm. Gereinigte und angefeuchtete Badeschwämme, stark mit Bindfaden umwickelt und so getrocknet.

c) **Spongiae ceratae,** Wachsschwämme. Gereinigte und getrocknete Badeschwämme mit geschmolzenem gelbem Wachs bestrichen und stark zusammengepresst.

§ 367. Laminaria (*digitata*), *Bacilli laminariae*. Fingertang. Von *Laminaria Cloustoni* Edmonston. In Wasser bis zum vierfachen Durchmesser quellend.

§ 368. Calcaria sulfurica usta, *Gypsum ustum*, gebrannter Gyps. Weisses Pulver; giebt, mit der Hälfte Wasser gemischt, einen in kurzer Zeit fest werdenden Brei. In wohlverschlossenen Gefässen aufzubewahren.

§ 369. Radix alcannae, Alkanna (deutsche). Von *Alcanna tinctoria* Tausch (*Anchusa tinctoria* Linn.). Färbt den Speichel, den Weingeist, fette Oele und Cerate, aber nicht das Wasser, roth.

§ 370. Gossypium depuratum, gereinigte Baumwolle, Wundbaumwolle. Die Samenhaare von *Gossypium herbaceum*, *G. arboreum* und andern Arten. Sei weiss, von fremden Stoffen völlig, von Fett fast frei. Darf nur 0,6 bis 0,8 % Asche hinterlassen und in Wasser sofort untersinken. Zu Verbänden. Officinell.

§ 371. Chrysarobinum, Chrysophansäure, Goapulver, Bahiapulver, Araroba. Leichtes gelbes krystallinisches Pulver, welches in den Höhlungen der Baumstämme von *Andira araroba* sich vorfindet. In Wasser und Weingeist sehr wenig löslich. — *Dosis:* 0,36 bis 1,0 als Vomitiv und Abführmittel. Aeusserlich 1 bis 2 Th. zu 24 Constituens mit einigen Tropfen Essig bei Herpes circinatus und tonsurans, Psoriasis vulg., Chloasma mentagra. Wenn Chrysophansäure verschrieben, ist dieses zu dispensiren. Officinell.

Beilagen.

I.

Mittel,

vorräthig in grösseren Apotheken.

A. Verschiedenes.

1. Spongiae tostae *s. ustae*, *Carbo spongiae*, Meerschwammkohle, Schwammkohle. In einer eisernen Trommel schwarzbraun geröstete Stückchen von Badeschwamm. — *Dosis:* 30 Centig. bis 1 Gramm in Pulver.

2. Graphites depuratus, *Plumbago depur.*, Graphit (gereinigter), Reissblei. Feingerieben und durch Kochen wie durch Säuren gereinigt. — *Dosis:* $1/2$ bis 2 Gramm, in Pulver, Pillen, Latwerge.

3. Calcium sulfuratum, *Calcaria sulfurata*, *Hepar sulfuris calcareum*, *Sulfuretum calcii*, Schwefelcalcium, Kalkschwefelleber. Durch Zusammenschmelzen von Aetzkalk und Schwefelblumen bereitet. Weisslich-gelbliches Pulver, in kochendem Wasser wenig löslich. — *Dosis:* 10 bis 50 Centig. in Pillen. — Externe, zu Bädern.

4. Lapides cancrorum praeparati, gepulverte Krebssteine. Concremente aus dem Magen von *Astacus fluviatilis* Fabr., gewaschen und gepulvert. — *Dosis:* 30 bis 80 Centig. in Pulvern.

5. Ossa sepiae, Fischschuppe. Rückenschild von *Sepia officinalis* Linn., Tintenfisch. Zu Zahnpulvern.

6. Cerium oxalicum, kleesaures Ceriumoxyd. Gegen Erbrechen, besonders Schwangerer. — *Dosis:* täglich dreimal 5 bis 10 Centig. (Simpson).

7. Natrum sulfurosum, schwefligsaures Natron. Innerlich zu $^1/_2$ bis 1 Gramm p. d. (Gegen Infectionskrankheiten, auch zur Verhütung der Fäulniss des Urins in der Harnblase (Willcoy).)

8. Magnesia borocitrica, borcitronsaure Magnesia. Vide pag. 137.

9. Liquor natri silicici, Natron-Wasserglaslösung: zu Verbänden und deckenden Bepinselungen. Auch innerlich, tropfenweise in Zuckerwasser. Officinell.

10. Nitrum tabulatum s. *perlatum*, *Sal prunellae*, Perlsalz. Geschmolzener und auf eine kalte Platte geträpfelter Salpeter, in Plätzchenform. In den Mund zu nehmen bei Durstsucht (Romberg).

11. Ferrum oxydatum dialysatum, dialysirtes Eisenoxyd. Ist angeblich der wirksame Bestandtheil der beliebten *Capsulae ferri saccharati*, Zuckerkapseln mit löslichem Eisensaccharat, welche in zwei Sorten (zu $^1/_{15}$ und zu $^1/_8$ Gran metall. Eisen in jeder Kapsel) gefertigt werden von Jordan und Timäus in Dresden. In allen Apotheken zu haben.

12. Ferrum oxydulato-oxydatum, *Ferrum oxydulatum nigrum*, *Aethiops martialis* Eisenmohr. Schwefelsaures Eisenoxydul und desgl. Eisenoxyd in Wasser gelöst und durch Salmiakgeist gefällt. Schwarzes, geschmackloses Pulver. — *Dosis:* 10 bis 50 Centig., in Pulvern oder Pillen.

13. Vinum ferratum s. *ferruginosum* s. *martiatum*, Eisenwein, Stahlwein: Eisenfeile und Zimmt in Weisswein digerirt.

14. Ferrum sulfuratum, Schwefeleisen, Eisensulfür. Eisendraht mit Schwefel geglüht. — *Dosis:* 6 bis 20 Centig. in Pillen (gegen Quecksilber- oder Kupfervergiftung).

15. Baculi coerulei s. cupri sulf., Blaustifte, blaue Kupferstifte. Entweder die ausgesuchten Krystalle des Kupfervitriols (am besten die gedrechselten, *tornati*), oder das Kupfervitriolpulver mittels Amylum und Wasser zu Stäbchen geformt (*mitigati*).

16. Hydrargyrum praecipitatum nigrum, *H. oxydulatum nigrum, Mercurius solubilis Hahnemanni* (etc.), Hahnemann'sches Quecksilberoxydul. Aus salpeters. Quecksilberoxydul mittels Aetzammonium gefällt. In Wasser und Weingeist ganz unlöslich. — *Dosis:* 3 bis 5 Centig. — *Max. Dosis:* 5 Centig., täglich 20 Centig.

17. Pepsinum, Pepsin. Feines fast weisses, nicht hygroscopisches Pulver, in Wasser nicht klar löslich. — *Dosis:* 0,1—0,4 mehrmals täglich mit 3—5 Tropfen Salzsäure.

18. Pepsin-Essenzen und **Pepsin-Weine** von verschiedenen Fabrikanten. (Bei uns am beliebtesten die von Schering in Berlin und von Liebe in Dresden.)

19. Condensirte Milch, Milchconserve, fälschlich Milchextrakt genannt, aus Cham und aus Vevey-Kempten. (Siehe H. E. Richter über Milch- und Molkenkuren. Leipzig, 1872, kl. 8.)

20. Rasura cornu cervi, geraspeltes Hirschhorn, und *Gelatina cornu cervi*, Hirschhorngallert (Ph. sax.), sind ziemlich obsolet.

21. Capsulae gelatinosae s. medicinales (*operculatae*), Gallertkapseln: zur Einhüllung unangenehm schmeckender oder riechender Arzneien, in verschiedenen Grössen, etwa von 30 bis 60 Centig. Gehalt, finden sich in allen Apotheken ungefüllt und gefüllt (z. B. mit Copaïvbalsam, Perubalsam, Kubeben, Ricinusöl, Aether, Leberthran, Farrnextrakt, Zittwersamenextract, Terpenthinöl etc.).

22. Gelatinetäfelchen, medicamentöse dosirte, mit Opium, Morphium, Atropin, Calabarextrakt, Strychnin u. a. Nach Almén. (Vorsichtig!)

23. Gummipasten verschiedener Art (z. Th. von Stärkegummi) und Gummikugeln.

24. Fucus amylaceus, Perlmoos. Zu gleichem Zwecke wie Caragheen, nicht unbeliebt.

25. Avena excorticata, Hafergrütze. Von *Avena sativa* Linn. u. a.

26. Farina fabarum, Bohnenmehl. Von *Phaseolus vulgaris* Linn. Bisweilen noch zu Umschlägen.

27. Mica panis albi, Semmelkrume. Bisweilen noch zu Pillen verwendet.

28. Oblatae, *Panis eucharisticus,* Oblaten, franz. *Oublies,* zur Einhüllung übelschmeckender Pulver oder Latwergen (vorher anzufeuchten), finden sich fast in allen Apotheken.

29. Farina oryzae, Reismehl, *poudre de riz.* Als Einstreu- und Toilettenmittel beliebt.

30. Semen hordei excorticatum, *s. perlatum,* Gräupchen. Von *Hordeum vulgare* und *distichum* Linn.

31 a. Pasta cacaotina saccharata, *Succolada medica,* Gesundheits-Chokolade.

b) **Pasta cacaotina aromatica,** *Succolada aromatica,* Gewürz-Chokolade.

c) **Pasta cacaotina lichenata,** Isländisch-Moos-Chocoladè. Diese alle und Arrowroot-, Gersten-, Malz-, Reis-, Salep-, Karascheen-, Osmazom-, China-, Wurm-, Purgir-Chocoladen etc. liefern die Fabrikanten.

d) **Pulvis contentus,** *Poudre content,* Racahout. Eine Gewürz-Chokolade mit Reismehl oder mit Arrowrootmehl (*R. des arabes, R. de l'orient*).

32. Rosskastanienöl, *Oleum hippocastani, Huile des marrons d'Inde.* Bei Gicht einzureiben.

33 a. Trocknes Malzextrakt (von Gehe u. Co. im Vacuum bereitet) zum Auflösen in Bier, Wasser, Kaffee, Chocolade u. s. w.

b) **Trocknes Mehlextrakt,** *Extractum farinae compositum siccum,* aus Weizenmehl, Malz und doppeltkohlensaurem Kali dargestellt, zur Bereitung der sog. Liebig'schen Suppe für Säuglinge (als Ersatz der Muttermilch) und für Reconvalescenten; mit 18 Th. Milch (und beliebigem Wasserzusatz) zu kochen. Von Gehe u. Co. (In ähnlicher Weise werden die flüssigen, kalihaltigen Malzpräparate von Paul Liebe, Löflund und Gallenkamp verwendet, um die Liebig'sche Suppe darzustellen.)

84. Butteräther, Ananasäther, *Aether butyricus.* Gegen Prurigo (z. B. *vulvae*) einzureiben.

85. Elaylum chloratum, Elaylchlorür. Zum Einreiben als schmerzstillendes Mittel.

86. Aether chlorhydricus chloratus, Aran's Chloräther. Zum Einathmen anstatt Chloroform.

87. Carboneum trichloratum, Chlorkohlenstoff, Kohlentrichlorid. — *Dosis:* 10 bis 30 Centig., in spirit. Lösung oder mit Zucker verrieben. Einst berühmtes Choleramittel.

88. Propylamin, *Propylaminum s.Trimethylaminum.* Helle, nach Häringslake riechende Flüssigkeit. — *Dosis:* 2 bis 6 Tropfen in Thee, gegen Erkältungskrankheiten.

89. Resina lithanthracis empyreumatica (liquida), Steinkohlentheer, *Coaltar* (engl.). Als Verbandmittel: 1 Th. zu 20 Th. Gyps (als *Melange désinfectant* von Corne und Demeaux).

40. Fructus s. Semina foeniculi cretici, Kinderfenchel, süsser Fenchel, von *Foeniculum dulce* Dec., werden zum Thee von Manchen vorgezogen. — *Dosis:* ½ bis 2 Gramm.

41. Flores oxyacanthae, Weissdornblüthen. Von *Crataegus oxyacantha* Linn. Schweisstreibender Thee bei frischen Erkältungen.

42. Herba scordii, Lachenknoblauch. Von *Teucrium scordium* Linn. — *Dosis:* 10 bis 30 Gramm täglich in Aufguss.

43. Herba mari (*veri*), Katzenkraut. Von *Teucrium marum* Linn.

44. Herba origani (*vulgaris*), Dosten. Von *Origanum vulgare* Linn.

45. Conditum zingiberis, *preserved Ginger,* eingemachter Ingwer, aus den frischen Schösslingen in Zucker eingesetzt.

46. Fructus piperis (*nigri*), *Piper nigrum,* schwarzer Pfeffer. Die unreif getrockneten Früchte von *Piper nigrum* Linn. — *Dosis:* 10 bis 50 Centig. in Pulvern und Pillen.

47. Semina sinapis albae (*integra*), *Grains de moutarde* (von Didier), weisse Senfkörner. Von *Sinapis alba* Linn. — *Dosis:* theelöffelweise.

48. Semen sinapis russicum, Sareptasenf. Angeblich von *Sinapis juncea* May abstammend. Ist aus enthülsten Samen bereitet und sehr scharf.

49. Folia bucco s. bucho, Bukkoblätter. Von *Diosma crenata* Linn., untermischt mit *D. serratifolia* Vent. — *Dosis:* täglich 5 bis 15 Gramm in Aufguss.

50. Oleum arnicae (*florum*), Wohlverleihöl. — *Dosis:* $^1/_4$ bis 2 Tropfen. Am besten mit Spiritus verdünnt, als *Alcoholatum arnicae, Spiritus arnicae destillatus* (1 Th. auf 50 Th. Alkohol): zum inneren und äusseren Gebrauche zu empfehlen.

51. Oleum spicae (*aethereum*), Spiköl. Von *Lavandula latifolia* Ehrh. Farblos oder gelblich, in Spiritus leicht löslich.

52. Oleum rutae (*aethereum*), Rautenöl. Gelblich, in Spiritus leicht löslich. — *Dosis:* $^1/_2$ bis 2 Tropfen.

53. Oleum copaïvae (*aethereum*), Kopaïvöl. Durch Destilliren gewonnen. Gelblich, in 40 bis 60 Th. Spiritus löslich. — *Dosis:* 5 bis 10 Tropfen, in Pillen mit Gallertüberzug.

54 a. Kiefernadelextrakt, Fichtennadelextrakt, *Extractum pini foliorum.* Durch Auskochen (am besten im Vacuumapparate) bereitet.

b) **Kiefernadelöl, Fichtennadelöl, Kienöl,** auch Waldwollöl, *Oleum pini* (*aethereum*). Durch Destillation gewonnen.

c) **Latschenöl, Krummholzöl, Krummkiefernadelöl,** *Oleum pini pumilionis, Belonidoleum* (Kleczinsky). Bindet das 20 fache seines Vol. an Sauerstoff, ozonisirt daher stark. (K.) Zum Einathmen, zum Luftreinigen mittels Zerstäubers u. a. empfohlen. (Maack in Reichenhall.)

55. Maticoblätter, *Folia matico* und deren Präparate. Von *Arthante elongata* Miqu. Innerlich und als Einspritzung.

56. Indicum, Indigo. In Wasser, Spiritus, Aether

und fetten Oelen unlöslich. — *Dosis:* zu 30 bis 60 Centig. in Pulver oder Latwerge, täglich mehrmals, bei Fallsüchtigen empfohlen.

57. Rhabarberkügelchen, gedrechselte Rhabarberpillen, *Globuli s. Pilulae rhei tornati,* und Rhabarberwürfelchen, *Rad. rhei in frustulis quadratis s. cubicis.* Gabe ein oder mehrere Stück, am liebsten in der Suppe.

58. Radix bryoniae, Zaunrübe. Von *Bryonia alba* Linn. und *B. dioica* Jacq. — *Dosis:* 30 bis 60 Centig. in Pulver, Aufguss.

59. Podophyllinum, Podophyllin. Aus den Rhizomen des *Podophyllum peltatum* Linn. dargestellt. — *Dosis:* 5 Millig. bis 1 Centig., ein oder mehrere Male täglich, in Pillen mit Seife, als Abführmittel. Officinell.

60. Kamalaharz, *Resina camalae,* wie Jalappenharz bereitet, macht 18 bis 20% des Rohstoffes aus, welcher oft stark verunreinigt im Handel vorkommt. (Gehe und Comp.)

61. Storchschnabel, *Herba geranii cicutarii (cum radice,* bes. Wurzelblätter). Neuerlich wieder als Diureticum empfohlen von Beverley. In Abkochung.

62. Stramonium-Cigarren, bei Asthma zu rauchen.

63. Charta calabarica, Kalabarpapier, *Calabarbean-paper.* Innerhalb des Augenlides einzulegen, zur Pupillenverengung.

64. Cortex simarubae, Ruhrrinde. Von *Quassia simaruba* Linn. — *Dosis:* 4 bis 10 Gramm täglich in Dekokt.

65. Quassiabecher, *Poculi ligni quassiae.* Mit Wein zu füllen und ziehen zu lassen.

66. Tinctura eucalypti globuli. Als Fiebermittel und Chininersatz empfohlen. — *Gabe:* bis 15 Gramm in 1 Tag.

67. Schlehdornblüthen, *Flores pruni spinosae s. acaciae rostratis.* Volksmittel gegen Verstopfung u. a.

68. Brenn-Nesselkraut, *Herba urticae urentis.* Als Abkochung gegen Metrorrhagien neuerdings wiederum empfohlen.

69. Herba pyrolae rotundifoliae, Wintergrün. Seit Radius wiederholt gegen hydropische Anschwellungen empfohlen. In Abkochung: 60 Gramm in 2 Liter Wasser, auf 1½ Liter eingekocht. (Smith.)

70. Tabellae catechu, *grains de Cachou*, Katechukügelchen. Aus Katechu, Zucker, bez. Lakrizensaft, Tragantschleim und ätherischen Oelen. Zum Kauen, besonders gegen üblen Mundgeruch und bei Husten.

71. Fontanellkügelchen, von *Rad. Iridis flor.*, oder von Kautschuk, oder von Seidelbastmasse (*Pois de garou*).

72. Cereoli simplices *s. exploratorii*, Wachsbougies. Leinwand in eine Masse aus 6 Th. Wachs und 1 Th. Olivenöl getaucht und kalt gerollt.

B. Heilbäder.

(NB. Ein Vollbad gerechnet zu 300 Litres = 266 Preuss. Quart.)

1. Kräuterbäder von *Pfefferminze* oder *Chamille* oder *Feldkümmel* oder *Kalmus* oder *Spec. aromaticae* u. s. w.: 250 Gramm (= ½ ℔) der betreffenden Species in 1 Säckchen gebunden und mit kochendem Wasser gebrüht, dann ausgedrückt und dem Bade zugesetzt. — Bei frischen Pflanzen, z. B. Maiwuchs, Wachholder, etwa das Doppelte oder Dreifache.

2. Eichenrinden-, oder Gerberlohen-, auch **Loh-Bäder:** ½ Kilogramm (= 1 ℔) ebenso in 1 Säckchen, längere Zeit gekocht und ausgedrückt.

3. Malzbäder: ebenso.

4. Kleienbäder: 1 Metze Weizenkleie in 1 Säckchen gekocht, geknetet und das Gewonnene, sowie das Säckchen selbst, dem Bade zugesetzt.

5. Fichten- oder **Kiefernadelbäder:** 60 Gramm (= 4 Loth) von dem *dicken* Fichten- oder Kiefernadeldekokt zu einem Bade hinzugesetzt.

6. Gallertbäder, *Geléebäder:* 250 Gramm (= ½ ℔) gereinigte Gelatine in heissem Wasser gelöst und dem Bade zugesetzt.

7. Seifenbäder: 250 Gramm (= ½ ℔) Hausseife, geschabt und in 1 Topf heissen Wassers völlig gelöst, zu einem Bade.

8. Sodabäder: 125 bis 250 Gramm (= ¼ bis ½ ℔) krystallisirtes Natron, vorher in Wasser gelöst.

9. Potaschebäder: 125 Gramm (= ¼ ℔) gereinigte Potasche, vorher in Wasser gelöst.

10. Kochsalz-, Seesalzbäder: 2 Kilogramm (= 4 ℔) des Salzes, vorher in Wasser gelöst.

11. Mutterlaugensalzbäder von Kreutznach*), Kösen, Rehme, Sulza, Wittekind u. a.: 1½ Kilogramm (= 3 ℔) des betreffenden Mutterlaugensalzes (entsprechend etwa 2 Quart der Mutterlauge), vorher in Wasser gelöst.

12. Soolbäder (der benannten Orte): 1½ bis 2½ Kilogramm (= 3 bis 5 ℔) Kochsalz werden zusammen mit der durch Berechnung zu ermittelnden Menge des betreffenden Mutterlaugensalzes gelöst und dem Bade zugesetzt**).

13. Soolvollbad: würde etwa 60 Kilogramm (= 120 ℔) feste Salzbestandtheile erfordern, ist aber in solcher Stärke nicht üblich.

14. Moorbäder: aus 1 Centner Moor auf ein Vollbad. (NB. Anstatt der versendeten, z. B. Franzensbader Moorerde dürfte in der Regel einheimischer Humus [aus Wiesen oder Gärten] mit Zusatz von ein Paar Loth käuflicher Ameisensäure zum Heilzwecke genügen.)

15. Schwefelkaliumbäder: 100 Gramm (= etwa 3½ Unzen) Kali sulfuratum pro balneis in jedes Bad.

16. Zinkvitriolbäder (nach Winkler zur Hautabhärtung): ½ bis 2 ℔ Zinkvitriol auf ein Vollbad.

17. Eisenbäder, ordinäre: 100 Gramm (= etwa 3½ Unzen) roher Eisenweinstein (*globuli martiales*) in 1 Topf kochenden Wassers unter Umrühren gelöst und dem Bade zugesetzt.

18. Eisenbäder, Struve'sche:

a) schwächere mit ½ Portion,

---

*) 1 Pfund Kreuznacher Mutterlaugensalz entspricht etwa ²/₃ bis ³/₅ Quart flüssiger Mutterlauge.

**) Also z. B. von Kreuznacher Salz 1 Th. (= ³/₄ bis ⁵/₄ Pfund) auf 4 Th. Kochsalz. — Man geht von schwächeren aber wärmeren über zu stärkeren aber kühleren.

b) stärkere mit ¹/₁ Portion der *Struve'schen Ingredienzen zum Stahlbad* (entwickeln während des Badens kieselsaures Eisen und Kohlensäure).

19. Andere Bäder der Struve'schen Anstalten:

a) Künstliches Aachener Bad, Alexisbad, Alpenrader Seebad, Eger Louisenbad, Emser Bad, Marienbad, Radeberger Bad, Teplitzer Steinbad, Teplitzer Bad.
b) Moussirendes Natronbad, desgl. Kochsalzbad, desgl. Stahlbad.
c) Struve's Maschinenbäder, mit treu nachgeahmter Quellenmischung: sehr kostspielig, nur auf Verlangen vorräthig.

C. Neuere Mittel.

Agaricin, Resina. Der wirksame Bestandtheil von *Fungus laricis*. — *Dosis:* 0,5 bis 1,5 in Pillen als Purgans und gegen hektische Nachtschweisse.

Antipyrin. Geheimmittel, Dr. Knorr's patentirte Entdeckung (*Oxydimethylchinizin*) soll das Chinin ersetzen und die unangenehmen Nachwirkungen des Chinins nicht haben, auch wenn es in grösseren Dosen 1,0 bis 2,0 genommen wird.

Cannabinon und **Cannabinum tannicum**, vide § 322.

Chlorodyne. Ein aus England eingeführtes lokal wirkendes, schmerzstillendes Mittel, besteht aus Morf. mur. 0,5, Aq. dest. 16,0, Chloroform 6,0, Tinct. Cannabis 6,0, Acid. hydrocyan. dil. gtt. 12, Ol. menth. pip. gtt. 2, Tinct. capsici gtt. 10, Alkohol 24,0.

Ergotinin. Nicht flüchtiges Alkaloid aus dem Mutterkorn, dessen terapeuthischer Werth noch sehr zweifelhaft ist.

Extractum grindeliae robustae. Von der in Californien einheimischen *Grindelia robusta*. — *Dosis:* 0,1 bis 0,2 mehrmals täglich in Pillen gegen Asthma, Keuchhusten, Bronchialcatarrh.

Folia coca von *Erytroxylon coca*, in Südamerika heimischer Strauch. Soll in mässigen Dosen genossen ein kräftiges Analepticum sein, seiner erregenden Wirkung soll keine Abstumpfung der Kräfte folgen. Meist als Kaumittel empfohlen, auch als Pulver 0,3 bis 1,0 mehrmals täglich oder als Infusum bis 10,0 : 100,0. Die Folia coca enthalten ein Alkaloid, welches an Salzsäure gebunden als *Cocainum muriaticum* in neuester Zeit in der Chirurgie insofern grosses Aufsehen erregte, als es die Eigenschaft besitzt bei lokalen Operationen die nahegelegenen Nerven vollständig unempfindlich zu machen, wodurch narkotische Mittel entbehrlich werden.

Ichthyol. Ein aus einem bituminösen Gestein, welches sich bei Seefeld in Tyrol vorfindet, dargestelltes bis 10% Schwefel enthaltendes Produkt von Extractform. — *Dosis:* 1 : 10 mit *Unguentum paraffini* oder *Adeps* zu Einreibungen bei acutem Gelenkrheumatismus.

Kairin, aus dem Chinolin dargestelltes Alkaloid, soll bei fieberhaften Krankheiten schneller eine Temperaturerniedrigung bewirken als Chinin. — *Dosis:* stündlich 0,3 bis 0,5 in Oblaten.

Podophyllotoxinum. Ein aus den Rhizomen von *Podophyllum peltatum* mittelst Chloroform erhaltenes Alkaloid, welches dieselbe Wirkung des Podophyllins hat, aber präciser wirkt als dieses. — *Dosis:* bei Kindern 0,0005 bis 0,005, bei Erwachsenen 0,015 in Pulvern oder Pillen.

Thymolum. Thymolkampfer, Thymiansäure. Nach Thymian riechende farblose Krystalle, in Weingeist, Aether und Chloroform leicht löslich, dagegen erst in 1100 Th. Wasser. Soll der Carbolsäure ähnliche desinficirende Wirkung haben, in spirituöser Lösung bei Zahnkaries, als Verbandmittel, auch innerlich gegen abnorme Gährungsvorgänge im Magen mit Dilatation desselben, bei Diphtheritis etc., zu 0,05 bis 0,01 pro dosi. Officinell.

II.

Magistralformeln und Recept-Beispiele.

a. Species, Pulver und dergl.

1. Species lignorum laxantes, abführender Holzthee. 1 Th. Sennesblätter auf 4 Th. Holzthee. (Sächs. Volksmittel.)

2. Species resolventes, zertheilende Kräuter. Melisse, Pfefferminze, Mairan und Origanum āā 2 Th., Chamillen, Lavendel- und Fliederblüthen āā 1 Th.

3. Species pro clysteribus s. *pro enemate resolvente.* Visceralklystier-Species. (Nicht die ächten Kämpf'schen.) Löwenzahn-, Seifen-, Baldrian- und Queckenwurzel, Marrubium, Chamillenblumen und Weizenmehl āā 1 Th. (Ph. sax.)

4. Magnesia borocitrica, borcitronsaure Magnesia. Kohlensaure Magnesia und Borsäure āā 12 Th., Citronsäure 26 Th., in 60 Th. destillirten Wassers gelöst und zusammen zur Trockne abgeraucht. S. Becker, der Boracit etc. 2. Aufl. Mühlhausen, 1868. 8.) — *Dosis:* messerspitzen- bis theelöffelweise in Wasser. Gegen Steinbeschwerden: auch als Laxans statt der theuren *Purgirlimonade* von Roger.

5. Pulvis Jamessii (*anglorum*), *James-Powders.* 1 Th. Antimonoxyd und 4 Th. Knochenasche.

6. Pulvis Plummeri (*alterans*), Plummer'sche Pulver. Calomel und Goldschwefel āā 1 Th., Guajak 2 Th. — *Dosis:* 5 bis 20 Centig.

7. Starkentleerende Calomelpulver. 15 Centig. Calomel und 30 bis 40 Rhabarber, auf einmal (am besten in feuchter Oblate) zu nehmen. Zum Coupiren beginnender fieberhafter Infektionskrankheiten (z. B. Ruhren, Cholera, Typhus), besonders bei stark angefülltem Darmkanal: auch bei alten Kothverhaltungen, nach Aerger.

8. Magnesia-Schwefelpulver. Schwefelmilch 10 und gebrannte Magnesia 30 Centig. (nach Befinden mit einem *Elaeosaccharum*) als Einzeldosis. Bei Hautkrankheiten, Hämorrhoidalbeschwerden, gelind eröffnend.

9. Stahlbrausepulver, *Pulv. aerophorus martiatus.* 5 Gramm *Ferrum carbon. saccharatum* in 60 Gramm Brausepulver, frisch gemischt! Theelöffelweise in einem halbgefüllten Bierglas Wasser zu nehmen.

10. Salmiakpulver gegen Katarrhe. Salmiak, gereinigter Lakrizensaft und Zucker gleiche Theile. 1 Theelöffel voll, in 1 Bierglas Wasser gelöst, nach und nach auszutrinken.

11. Trostpulver, *Solamen hypochondriacorum.* 4 Th. Schwefelpulver (oder Schwefelmilch), 6 Th. Rhabarber, 20 Th. doppelkohlensaures Natron (oder Seignettesalz), mit 5 Th. Fenchel und 1 Th. Pomeranzenschalen, als Pulver gemischt. 1 Theelöffel voll vor dem Frühstück, bez. noch 1 Theelöffel vor dem Mittagessen. Gutes Eröffnungsmittel; mannigfach abzuändern.

12. Digestivsalz (längst vor Bullrich gebräuchlich): 50 Th. doppelkohlensaures Natron und 5 Th. Kochsalz. Theelöffelweise in 1 Bierglas Wasser gelöst zu trinken. (Stets reichlich zu verdünnen!) Wenn es stärker laxiren soll, so setze man noch 25 Th. krystallisirtes (nicht zerfallenes) Glaubersalz hinzu. Beide als Surrogate der Karlsbader und anderer Mineralwassersalze.

13. Reisepulver. 3 Centig. Opium, 10 Tannin und 50 Zucker, als Einzeldosis. Bei sich zu führen gegen die plötzlich eintretenden Sommer- oder Reisediarrhöen. (Im letzten Kriege erprobt!)

14. Wurmlatwerge (besonders gegen Oxyuren): 50 Gramm Zittwersamen, 10 Gramm Kamala (oder beziehentlich Jalappe) und etwas Honig, zu einer dicklichen Latwerge verrieben. Theelöffelweise zu nehmen. (Am besten zu nehmen in feuchte Oblate eingewickelt, oder zu runden Bissen geformt und mit Zucker bestreut.

15. Capsules contra taeniam Schulzii. Extract. Granator. rad. 15,0, Extr. Filicis aether. 7,5, f. mass. pilul. detur in caps. gelatinos. opercul. No. 30 S. Früh nüchtern 8 Stück, dann eine Tasse schwarzen Thee, dann viertelstündlich 3 Stück; dazwischen Thee trinken.

b. Pillen und Aehnliches.*)

16. Eisenmanganpillen, *Pilulae ferro-manganicae.*
35 Th. kohlensaures Natron, 26 Th. Eisenvitriol und 7 Th. schwefelsaures Manganoxydul mit 20 Th. Honig zu Pillen à 12 Centig. gemacht. (Nach Petrequin.) — *Dosis:* 3 bis 6 Stück.

17. Arsenikpillen, *Pilulae asiaticae (Ph. gall.)*: $^1/_2$ Gramm arsenige Säure, 5 Gramm Pfeffer, 1 Gramm Mimosengummi, feinstgepulvert und mittels Wasser vermengt; daraus 100 Stück Pillen.

18. Höllensteinpillen: 10 Centig. Silbersalpeter und 3 Gramm weisser Bolus, zu 30 Pillen geformt. Täglich 3mal eine Pille. (In gleicher Art sind Quecksilber-Sublimatpillen mit Bolus anzufertigen.)

19. Podophyllinpillen. 2 Gramm Podophyllin mit Seife zu 100 Stück Pillen gemacht. — *Dosis:* 1 bis 5 Stück als gewöhnliches Abführmittel. (Schultze.)

20. Copaïvsäurepillen. Gleiche Theile Copaïvsäure, Gummi und Pflanzenpulver, zu Pillen von 10 Centig. geformt. Täglich 3 mal 8 bis 12 Pillen. (Weikart.)

21. Copaïvbalsampillen, Tripperpillen. 10 Gramm Copaïvbalsam und 20 Gramm Kubebenpulver, mittels gelben Wachses q. s., zu 300 Pillen geformt. Täglich 3mal 5 bis 10 Stück zu nehmen.

---

*) Regeln zur Pillenverschreibung. Man verschreibe von jedem einzelnen Mittel so viel Gramme, als der Patient Centigramme auf einmal (als Einzeldosis) einnehmen soll; — man sorge, dass die Gesammtzahl der verschriebenen Gramme hierbei eine Decimalsumme ausmache (also mit einer 0 endige). Man lasse daraus Pillen von 10 Centigrammen Gewicht fertigen. Man dividire obige Gesammtzahl der Gramme mit der 10: so erhält man die Anzahl der auf einmal zu nehmenden Pillen.

Sollte die Gesammtzahl der verschriebenen Pillen (die Gesammtdosis) hierbei zu gross ausfallen (sie beträgt im obigen Falle 100 Einzeldosen, also hundertmal einzunehmen), so füge man hinzu: „detur pars dimidia."

Bei kleineren Mengen kann man sich dadurch helfen, dass man das Mittel in Centigrammenzahl angiebt und danach die Anzahl der Pillen berechnet.

Bei trockenen und bröcklichen Substanzen setze man ein Paar Tropfen Glycerin zu.

22. Globuli Graefli: grosse Bissen aus āā 18 Centig. Copaïvbalsam und Extr. cubebar. mit Cubeben- und Myrrhenpulver geformt und mit einer Gelatinmasse überzogen.

23. Lösende Hustenpillen. Goldschwefel 20 Centig., Opiumextrakt 30 Centig., Süssholzextrakt 2 Gramm, Zucker q. s.; zu 20 Stück Pillen geformt. Bei Husten und stockendem Schleim im Munde zerfliessen zu lassen.

24. Wismuthpillen. Wismuthweiss 6 Gramm, Schierlingsextrakt 1 Gramm, Seife q. s. Zu 100 Pillen. Täglich dreimal, bei leerem Magen, eine oder zwei Pillen. Bei Magengeschwüren, Pförtnerverdickung, sogenanntem Magenkrampf.

25. Wurmpillen. Brechnusspulver 30 Centig., Santonin 150 Centig., Asa foetida 2 Gramm. Zu 30 Pillen geformt, die mit Gelatine zu überziehen sind. Bei Wurmverdacht täglich dreimal, vor dem Essen, drei Pillen zu nehmen. Dazwischen Abführmittel.

26. Stuhlfördernde Stahlpillen. Milchsaures Eisen 2 Gramm, Rhabarberpulver und Aloë-Extrakt āā 4 Gramm, F. pilulae pond. Centig. 10. S. Früh und Abends etwa drei Stück zu nehmen. Bei Chlorotischen mit stockenden Stuhl- und Menstrual-Ausscheidungen.

27. Leberpillen. Schierlingsextrakt 1 Gramm, Schöllkrautextrakt 10 Gramm, Rhabarber 15 Gramm, Seife 25 Gramm, (nach Befinden auch etwas Aloë-Extrakt dazu); zu 500 Pillen geformt. Täglich dreimal 5 bis 10 Stück zu nehmen. Bei verschiedenen Leberübeln, zur Förderung der Gallenausscheidung.

28. Haschischpillen. Indisch-Hanfkraut und desgl. Extrakt, von jedem 4 Gramm zu 60 Pillen. Stündlich eine Pille, bei Harnbeschwerden.

29. Jodseifenpillen, *Pilulae jodatae saponatae.* Jodkalium und medicinische Seife āā 15 Gramm zu 300 Pillen geformt; täglich dreimal vor dem Essen, 10 Stück zu nehmen.

30. Präcipitatpillen. Rothes Qu.-Präcipitat 30 Centig., Althäawurzel 3 Gramm, Lakrizensaft q. s., zu 60 Pillen. Früh und Abends nach dem Essen, eine

Pille zu nehmen: nach 2 Tagen 2 u. s. w., zweitägig um eine Pille steigend. Wenn Durchfall oder Leibweh eintritt, ein Paar Tropfen Laudanum.

31. Blutungspillen, *Pilulae haemostaticae.* Extrakt und Pulver des Mutterkorns ā̄ā 2 Gramm zu 30 Pillen geformt. Alle 2 bis 3 Stunden eine Pille. (Bei Lungen- und Mutterblutungen.)

32. Phenolpillen. 1 Gramm Phenylsäure und 5 Gramm Rhabarber, mittels Gummischleim zu 50 Pillen gemacht, welche mit Gelatine überzogen werden. Zur Verdauungszeit eine Pille. (Bei Magengährung, Torula- und Sarzinabildung erprobt.) — Auch gegen secundäre Syphilis, Psoriasis u. a. chronische Exantheme: täglich dreimal 1 oder 2 Pillen. — Sind vielleicht gegen zahlreiche andere Uebel, besonders Infektionskrankheiten, zu versuchen! R.

c. Mixturen und Säftchen.

33. Laville's Gichtliqeur. Vinum Hispaniae 80,0, Spir. Vini 10,0, Aq. dest. 8,5, Extr. Colocynth. 0,25, Chin. muriat. 0,25, Cinchonin. sulf. 0,25, Acid. muriat. 0,1. Misce, solve et filtra. Esslöffelweise.

34. Salmiakmixtur. Salmiak 5 Th., Salep- oder Gummischleim 15 Th. Süssholzaufguss 150 Th. Alle zwei Stunden einen Esslöffel voll. (Anstatt der widerlicheren Mischung mit Lakrizensaft.)

35. Kreyssig's Abführmittel. 120 Gramm Wiener Tränkchen, mit 15 Gramm Kali tartar. neutr. und 15 Gramm aromatischen Syraps. Alle zwei Stunden einen Esslöffel voll bis zur Wirkung. (Dazu nach Befinden noch 15 Gramm Tinct. rhei aquosa oder 8 Gramm Elixir proprietatis.)

36. Choulant's Abführmittel. 150 Gramm Tamarindendekokt (concentratissimum, aus 1 zu 5 Th. Colatur), dazu 20 Gramm eines Syrups, nach Befinden 30 Gramm Glaubersalz. Alle zwei Stunden einen Esslöffel voll.

37. Expektorirendes Mittel. Ipecacuanha-Aufguss (120 aus $^1/_2$ bis 1 Gramm), mit 2 bis 4 Gramm Liq. ammonii anisati. Bei Erstickungsgefahr alle halbe Stunden einen Esslöffel voll.

88. Küchenmeister's Bandwurmmittel. 180 Gramm Granatwurzelrinde, 24 Stunden lang in 1 Kilogramm Wasser macerirt, dann 1½ bis 2 Tage gekocht bis zur Honigconsistenz. Zu der Colatur (180 Gramm) noch 2 Gramm ätherisches Granatwurzelextrakt. — Alle halbe Stunden, wohlumgeschüttelt, ½ Tasse voll zu trinken.

39. Meerrettig - Bier und - Wein. Meerrettigwurzel (*Radix armoraciae*) 30 bis 60 Gramm in einer Flasche Bier oder Wein digerirt. — *Dosis:* gläserweise.

40. Spulwurmmittel (nach O. Hautz). Senna-Aufguss (aus 15 Gramm) 150, Natrum santonicum 5 Gramm, Pfefferminzöl 2 Tropfen. — Alle 2 Stunden einen Esslöffel voll.

41. Copaïva - Emulsion. 15 Gramm Kopaïvbalsam, mit 10 Gummi und 10 Zucker und 150 Pfefferminzwasser emulgirt. Täglich 4- oder 5 mal einen Esslöffel voll.

42. Haschisch - Emulsion. 50 Centig. Indisch-Hanfextrakt, 120 Gramm Mohnmilch und 20 Zuckersyrup. Esslöffelweise. Bei Harnbeschwerden.

43. Clouston's Hanf-Bromkaliummittel. Bromkalium und Haschischtinktur von jedem 10 Gramm in 150 Gramm Wasser: täglich dreimal den dritten Theil (also das Ganze in einem Tage auf mehrere Portionen) zu nehmen. Zur Beruhigung, besonders Geisteskranker.

44. Morphio-Chloral. 5 bis 10 Centig. salzsaures Morphin, 10 Gramm Chloralhydrat, 150 Althädekokt und 40 Gramm Mellago liquiritiae. Esslöffelweise als Schlafmittel. (Jastrowitz.)

45. Schottin's schwefligsaure Mixtur, *Solutio magnesiae bisulfurosae*. 5 Gramm Magnesia sulfurosa und 5 Gramm Acidum sulfurosum liquidum in 150 Gramm Wasser. Stündlich oder halbstündlich einen Esslöffel voll, Tag und Nacht. (Schottin gegen Blattern, Diphtheritis u. a. Infektionskrankheiten.)

46. Ricord's Flüssigkeit (*Liquor Ricordi*). 10 Centig. Hydr. jodatum rubrum und 8 Gramm Jodkalium in 150 Gramm Sassaparilldekokt gelöst, dazu 30 Gramm Syrup. Esslöffelweise bei veralteter Syphilis. (Jenaische Klinik.)

47. Acidum sulfurosum liquidum, tropfbare schweflige Säure. Schweflige Dämpfe bis zur Sättigung durch destillirtes Wasser geleitet. — *Dosis:* 15 bis 20 Tropfen in einem Weinglas Zuckerwasser, alle halbe Stunden. (Bei zugehaltner Nase zu nehmen.) Gegen Infektionskrankheiten, z. B. Blattern, Diphtheritis, Typhus. Auch ext.

48. Tinctura Ratanhiae salicylatae Beschorneri. Acid. salicylic. 5,0, Spiritus vini 120,0, Tinctura Ratanhiae 15,0, Ol. Menth. pip. guttae 5. S. Einen Theelöffel auf ein Weinglas Wasser zum Gurgeln, resp. Mundausspülen.

49. Hufeland's Brechmittel. Brechweinstein 20 Centig., Ipecacuanhapulver 2 Gramm, Meerzwiebelsauerhonig 10 Gramm, Chamillenwasser 50 Gramm. Wohlumgeschüttelt alle Viertelstunden einen Esslöffel voll zu nehmen, aber erst nach dem zweiten oder dritten Löffel etwas nachzutrinken. (Am besten laues Butterwasser oder auch Chamillenthee.)

50. Hufeland's Skrofelmittel. 2 Gramm Chlorbaryum, 8 Gramm Zuckersyrup und 50 Gramm Zimmtwasser. Theelöffelweise nach dem Essen zu nehmen. (Hat bisweilen giftig gewirkt: ist vielleicht durch Chlorcalcium zu ersetzen?)

51. Chlorbromtropfen. 3 Tropfen Chlorbromium in 60 Gramm Wasser (bez. Syrup). — *Dosis:* theelöffelweis. Gegen Bronchialasthma der Kinder. (*Ad vitrum nigrum!*) Politzer.

52. Rettigsyrup, künstlicher. 1 Tropfen Senfspiritus in 150 Gramm weissen Syrups. Theelöffelweise bei Brust- und Halsverschleimung, zum Lösen.

53. Kalkphosphatsyrup, *Syrupus calcariae phosphorico-lacticae.* 2 Th. milchsauren Kalkes in 60 Wasser gelöst, dazu unter Umrühren 7 Th. Phosphorsäure (von 1,13 spec. Gew.) eingetröpfelt, filtrirt, das Filter nachgespült, und zur Colatur 130 Th. Zucker. (Hager.)

54. Krotonölsyrup, *Syrupus crotonis.* 1 Tropfen Krotonöl in 50 Grammen Mandelsyrup. Alle 2 Stunden einen Theelöffel voll, in Wasser gerührt, bis zur Abführwirkung.

55. Arnikasäftchen, *Linctus arnicae.* 3 bis 5 Gramm Spiritus arnicae dest. (s. o. S. 131) und 50

Gramm Wasser mit 10 Gramm Syrup. Theelöffelweise. (Anstatt des *Infusum arnicae.*)

56. Blutstillende Limonade. Mutterkornextrakt 50 Centig. (oder Mutterkorntinktur 3 bis 4 Gramm), mit 5 Gramm Mixtura sulfurico-acida und 50 Himbeersyrup. Theelöffelweise in 1 Trinkglas Wasser als Limonade zu nehmen. Bei Mutterblutstürzen etc.

57. Hager's aqua haemostatica, Blutstillungswasser. 1 Gramm Phenylsäure, 15 Liquor ferri sesquichlorati, 25 Alkohol und 75 Fenchelwasser. Int. und ext.

58. Schwitzmittel. Morph. aceticum 5 Centig., Akonittinktur 50 Centig. und Liq. ammonii acetici 50 Gramm. Theelöffelweise allstündlich in heissem Wasser oder heissem Thee zu nehmen.

59. Wurmöl, Santoninöl, *Oleum ricini santonicum.* 10 bis 15 Centig. Santonin in 15 Grammen Ricinusöl gelöst. — Auf einmal, in einer Tasse heissen Thee's (von Kamillen, Mentha oder anderem) zu nehmen.

60. Pearson's Arsentropfen, *Liquor arsenicalis Pearsonii. L. natri arsenicici.* 1 Th. arsenigsaures Natron in 500 Th. destillirten Wassers. — *Dosis:* 30 Tropfen bis einen Theelöffel voll, täglich 3mal nach dem Essen zu nehmen.

61. Clemens' Bromarsentropfen, *Liquor arsenici bromati,* *Liquor Clementis.* Weisser Arsenik und kohlensaures Kali ã 1 Th. in destillirtem Wasser bis zur Lösung gekocht; dazu nach dem Erkalten 2 Th. Brom und soviel Wasser, dass 100 Th. voll werden. Noch 8 Tage unter Schütteln digerirt, bis Alles klar ist. — *Dosis:* 3 bis 6 Tropfen, täglich 3- bis 4mal, nach dem Essen.

d. Tinkturen und Weine.

62. Trousseau's diuretischer Wein. 5 Th. Meerzwiebel, 10 Th. fol. Digitalis, 15 Th. Kali aceticum und 50 Th. Wachholderbeeren, mit 750 Th. Weisswein digerirt. Täglich mehrmals 1 Esslöffel voll.

63. Diuretische Tinktur, *Tinctura diuretica.* 10

Gramm Meerzwiebeltinktur, 5 Gramm ätherische Digitalistinktur und 2 oder mehr Tropfen Wachholderöl. Täglich 4mal 20 bis 40 Tropfen in Wasser zu nehmen. (Aus der ehemaligen Dresdner chirurgisch-medicinischen Akademie.)

64. Eisenmann's Tinctura colchici opiata (1 Th. Laudanum zu 6 Th. Tinct. seminum colchici): bei frischen rheumatischen Zufällen, auch frischen Trippern. — Noch heilkräftiger ist statt deren folgendes: R. Morph. acetici 10 Centig., Oxymellis colchici 20 Gramm. Zu 30 bis 60 Tropfen zu nehmen, in Wasser, Thee etc.

65. Chinin-Magentropfen. 20 Centig. salzsaures Chinin in 50 Gramm Tinctura chinae composita. Theelöffelweise in Wein (mit etwas Zucker) zu nehmen. (Wird gern genommen und ist recht stärkend.)

66. Eisen - Chinoïdintinktur. 1 Th. einfache Chloreisentinktur und 4 Th. saure Chinoïdintinktur. Täglich dreimal 20 bis 40 Tropfen in 1 Gläschen Wasser oder Weisswein zu nehmen.

67. Blähungstropfen (Wedel'sche), *Tinctura zedoariae composita, Essentia carminativa Wedelii*. Zittwer 48 Th., Galgant und Kalmus ââ 12 Th., Würznelken, Lorbeeren und Macis ââ 6 Th., Chamillen, Pomeranzenschale, Citronenschale, Anies und Kümmel ââ 1 Th. mit 672 Th. Spiritus digerirt: zur Colatur 30 Th. Salpeternaphtha. — *Dosis:* 30 bis 60 Tropfen.

68. Sennatinktur, *Tinctura sennae composita, Elixir salutis.* 24 Th. Sennesblätter, 32 Th. Rosinen, 1 Th. Kardamom und 3 Th. Kümmel, mit 288 Th. Alkohol digerirt. — *Dosis:* esslöffelweise.

69. Tropfen gegen Nachtschweisse. Salbei-Oel 1 Tropfen in Mixtura sulfurico-acida 5 Gramm. Abends 12 Tropfen in kaltem Trink- oder Himbeerwasser 1- oder mehrmal zu nehmen.

70. Asthmatropfen, *Guttae antasthmaticae.* Stechapfelextrakt 10 Centig. in 4 Gramm ätherischer Digitalistinktur und 30 Gramm Baldrianwasser. Bei Anfällen von Brustkrampf theelöffelweise zu nehmen.

71. Russische Choleratropfen, *Guttae russicae* (eigentlich von Ewenius). Brechnusstinktur 1 Gramm,

Opiumtinktur 5 Gramm, ätherische Baldriantinktur 10 Gramm, Pfefferminzöl 3 Tropfen (oder mehr). Bei Choleravorboten zu 15 bis 30 Tropfen zu nehmen.

72. Alkoholate von ätherisch-öligen Pflanzen:
Kamillen, Pfeffer- und Krauseminze, Melisse, Salbei, Arnica u. a.: 1 Th. des betreffenden ätherischen Oeles in 50 Th. Alkohol (wie beim Senfspiritus) gelöst. — *Gabe:* Zu 10 und mehr Tropfen auf ein Stück Zucker zu giessen und in eine Tasse heissen Wassers zu rühren. (Als schneller und wirksamster Ersatz der üblichen Theeaufgüsse; längst erprobt!)

c. Aeusserliche.

73. Helgoländer Pflaster, *Emplastrum helgolandicum.* 1 Th. Calcium sulfurato-stibiatum (*Calcaria sulf. stib.,* *Calx antimonii cum sulfure,* Schwefelspiessglanzkalk) mit Schiffspech und etwas gelbem Wachs zu Pflaster gemacht. — Matrosenmittel gegen Hüftweh, Hexenschuss etc.

74. Brandwundenwasser von Thomas. Alumen 2,0, Aqua communis 100,0, Mixtura oleosa balsamica 1,25 Th.

75. Jodseifenpflaster, *Emplastrum jodato-saponatum.* 1 Gramm Jod (mittels Oel oder Alkohol verrieben) unter 50 Gramm Seifenpflaster gerührt. Auf Leder gestrichen aufzulegen.

76. Berliner Magenpflaster, *Emplastrum berolinense (stomachicum).* 96 Th. Bleiweisspflaster, 32 einfaches Diakel, 6 Rosmarinöl und 3 Krauseminzöl. — Ersatz für das in Sachsen sehr beliebte Klepperbein'sche Magenpflaster.

77. Schwarzes Hühneraugen- oder **Leichdornpflaster,** *Emplastrum ad clavos pedum.* Grünspan und Salmiak ā̄ā 1 Th. zu einer Pflastermasse aus 6 Th. Diachylon simpl., 12 Th. Schiffs-Pech und 24 Th. Galbanum. (Ph. sax.)

78. Chloroformöl. 1 Th. Chloroform und 3 Th. Baumöl. Bei allerlei Schmerzen äusserlich einzureiben: sehr beliebt. (Reinlicher ist der Chloroform-Alkohol aus 1 Th. Chloroform und 4 Alkohol oder Spir. lavandulae oder anderen dergl.)

79. Chloroform-Opodeldok. 1 Th. Sapo med. in 7 Th. Weingeist gelöst, dazu 2 Th. Chloroform: in einem weithalsigen Glase zum Gerinnen gebracht.

80. Jod-Opium-Liniment. 5 Gramm Jodtinktur, 10 Opiumtinktur, 100 flüchtiges Liniment. In schmerzhafte Anschwellungen etc. einzureiben. — Man kann das Opium hinweglassen = Jodliniment (Lin. jodatum), oder das Jod weglassen = Opiumliniment (*Lin. thebaicum*).

81. Moldausalbe. (Sogenannt wegen der merkwürdigen Cur einer in der Moldau erworbenen Geschwulst.) Jod und Jodkalium ãã $^1/_2$ Gramm, Schierlingsextrakt 2 Gramm, mittels Alkohol verrieben; dazu 30 Gramm Wallrathcerat und ein wenig weisses Diakelpflaster. — Auf Leder gestrichen aufzulegen und Wachstaffet oder Guttaperchapapier darüber dicht zu befestigen.

82. Frostschutz-Pomade der Baronin Stempel (auf erfrorene oder sonst empfindliche Hautstellen, besonders des Antlitzes, im Winter und bei scharfem Winde, vor dem Ausgehen in's Freie aufzustreichen). 30 Gramm Hammelstalg und 4 Gramm weisses Diakelpflaster mit 15 Gramm Aether verrieben. In wohlverschlossenen Gefässen aufzubewahren!

83. Wilson's Salbe. Zinkoxyd, Benzoëtinktur, Glycerin, Wallrath und Mandelöl gleiche Theile. (In der Armenpraxis 1 Th. Benzoë, 6 Th. Zinkweiss und 24 Th. Schweinefett.) Hebra bei Hautkrankheiten.

84. Galen's Cerat, vide pag. 53.

85. Traubenpommade, *Unguentum de uvis.* Gleiche Theile Most von schwarzen Weintrauben, Rosenwasser und Butter mit $^1/_4$ Th. gelbem Wachs eingekocht.

86. Hamburger Salbe, *Unguentum hamburgense.* 1 Th. Kakaobutter und (im Sommer) 2 Th. Mandelöl (im Winter 3 Th.); zu Augensalben und Verbänden sehr beliebt in Dresden.

87. Kalkliniment, *Linimentum calcis.* Gleiche Theile Kalkwasser und Leinöl, l. a. gemischt: muss hübsch schmierbar sein. Beliebte „Brandsalbe", auf Leinwand gestrichen, auf die verbrannte Stelle zu legen und Watte darüber.

88. Wiener Aetzkalk, *Causticum vindobonense.* 1 Th. Aetzkalk mit 2 Th. Aetzkali. Am besten in Stengelform (*in baculis* = *Causticum Filhos*), in gut verstöpselten Fläschchen aufzubewahren oder mit Siegellack zu überziehen.

89. Venetianischer Talk, *Talcum venetum*, als feinstes Pulver (*subtilissime pulv.*) zum Bestreuen von Wunden, Hautschürfungen, nässenden Hautauschlägen u. dgl. sehr zu empfehlen. (Nach Befinden dazu Zink-, Wismuth- oder Bleiweiss.) Officinell.

90. Alauntannin. 1 Th. Tannin und 8 Th. Alaun, als Pulver. Zum Gurgeln, messerspitzenweise in eine Tasse Wasser gelöst, zu Einspritzungen, Verbänden, Scheidentampons u. s. w. Gutes Adstringens.

91. Englisches Riechsalz, *Sal volatilis anglicanus.* 1 Th. Salmiak und 3 Th. Kali carbonicum zusammengerieben, nebst ätherischem Oel. (Einfacher ist das Riechen an Salmiakgeist.)

92. Waschspiritus: 1 Th. Salmiakgeist und 4 Th. alkoholische Seifenlösung. Zum Händewaschen nach Sektionen etc. (R.)

93. Theer-Kampferäther, *Aether piceo-camphoratus.* 1 Th. Kampfer, 4 Th. Fichtentheer und 7 Th. Aether in einer gutverstöpselten Flasche. In der Hand zu erwärmen und den Dunst tief einathmend in die Nase hinunterzuziehen. Bei chronischem Schnupfen, Stinknase, Nasenpolypen.

94. Rothe's Bräunetinktur. 1 Gramm Jodtinktur, 2 Gramm Phenylsäure, 2 Gramm Alkohol und 10 Gramm Wasser. Zum Rachenpinseln bei Diphtheritis.

95. Belladonna - Gurgelung (bei schmerzhaften Rachenentzündungen). 5 Gramm Tinct. belladonnae auf 50 Gramm Bleiwasser. — 1 oder 2 Theelöffel voll in einer Tasse lauen Gurgelwassers.

96. Glycerinum sulfurosum. Schweflige Säure durch reines Glycerin geleitet, bis zur Sättigung. (Zum

Pinseln bei Diphtheritis. Schottin. — In jedem Fall beliebig mit Wasser zu verdünnen.)

97. Köchlin's Kupferliquor, *Liquor cupri ammoniato-muriatici,* Kupfersalmiaklösung. Eine Auflösung von Chlorkupfer und Salmiak in Wasser, so dass 120 Th. 1 Th. metall. Kupfer und 12 Th. Salmiak enthalten; giebt durch Verdünnung von 1 zu 160 Wasser den *Liquor Köchlini simplex,* von 1 zu 80 Wasser den *Liquor Köchlini fortior.* Hier und da noch als Verbandmittel geschätzt.

98. Phenolessig, *Acetum carbolicum s. phenylicum* von Lemaire. 1 Th. Phenylsäure, 4 Th. Holzessig und 15 Th. Wasser. Zum Bestreichen bei Favus, Krätze und anderen parasitischen Hautkrankheiten.

99. Desinficirende Eau de Cologne, *Spiritus coloniensis desinfectans.* 1 Th. kryst. Phenylsäure in 20 Th. Cölner Wasser. Wird in Trinkwasser geträufelt und damit der Mund ausgespült und die Hände gewaschen, wenn man das Krankenzimmer verlässt. Ebenso mit Wasser verdünnt, mittels Zerstäubers (Pulverisateur) in der Zimmerluft verbreitet.

100. Zahnbrandtropfen zum täglichen Zähneputzen. Pfefferminzöl 6 Tropfen, Phenylsäure 3 Tr., Alkohol (oder Myrrhentinktur) 60 Gramm, Zuckersyrup nach Belieben. Auf die vorher befeuchtete Zahnbürste zu träufeln. Zum Aufhalten der Zahncaries und Beseitigung des dadurch bedingten üblen Mundgeruchs von mir seit Jahren erprobt. R.

101. Blace's Zahntropfen. Feinstes Alaunpulver 1 Th. in 50 Th. Aether. Wohlumgeschüttelt mittels Baumwolle in den hohlen Zahn einzudrücken. Man kann noch etwas Phenylsäure oder Kreosot hinzufügen.

102. Jovanovit's Zahntinktur. 1 Th. Tannin in 24 Tinct. spilanthis. In den hohlen Zahn zu bringen.

103. Jodkaliumwaschung. Jodkalium 5 Gramm, Salmiakgeist 2 Gramm, verdünnter Weingeist 60 Gramm. In Kröpfe und andere Geschwülste einzureiben; mein erprobtestes Mittel. (Man kann auch einige Centig. Jodum purum zusetzen oder statt des Weingeistes einen wohlriechenden Spiritus oder den flüssigen Opodeldok wählen.) Jetzt kann statt dieses Mittels die *Tinct. jodii decolorata* (§ 11 S. 3) dienen.

104. Veratrinspiritus. 1 Gramm Veratrin, 20 Gramm Chloroform und 100 Gramm Alkohol. Bei Nervenschmerzen einzureiben.

105. Hebra's Schwefelwaschung. Schwefelmilch 5 Gramm, Aethergeist (Hoffmann'sche Tropfen) 30 Gramm. *S.* Wohl umgeschüttelt Abends auf Stirn und Nase zu streichen und früh lauwarm abzuwaschen. Gegen Mitesser, Kupfernase, Knötchen der Gesichtshaut. (Anstatt dessen kann man auch Abends erweichte Schwefelseife oder Schwefelcream aufstreichen und früh abwaschen.)

106. Schwefelwaschung (saubrere). 1 Gramm Kalischwefelleber, 30 Gramm Seifenspiritus und 100 Gramm Lavendelspiritus. Gegen trockene Flechten, Kopfschaabe und Haarausfallen.

107. Chlorkupfer-Räucherung, *Spiritus cupri perchlorati.* 1 Th. Chlorkupfer in 1 Wasser gelöst, dazu 1 Th. Chloroform und 48 Th. starker Alkohol. In einem Weingeistlämpchen zu brennen, zur antimiasmatischen Räucherung. (Clemens in Göschen's deutscher Klinik 1866.)

108. Traumaticin, Guttaperchalösung. 1 Th. Guttapercha in 6 Th. Chloroform gelöst. *D. epistomio penicillato,* d. h. mit dem Pinsel im Stöpsel zu verabreichen. Zum Bepinseln anstatt des Collodion.

109. Collodium diachylosum s. elaïnico - plumbicum, Blei-Kollodion. Das *Empl. diachylon simplex* wird bis zur Sättigung in Aether digerirt; in diesem, nach bekannter Vorschrift (§ 364), Schiessbaumwolle gelöst. (Sehr empfehlenswerth bei Wundsein, Decubitus und sonst, anstatt des elastischen Collodion. R.)

110. Collodium cinereum, graues Kollodion. 1 Th. graues Quecksilberoxydul in 30 Th. Kollodion. Zur Zertheilung von Hautinfiltraten, Hautknoten, harten Furunkeln etc., anstatt des Merkurialpflasters.

111. Collodium odontalgicum, Zahn-Kollodion. 1 Th. Phenylsäure in 20 bis 50 Th. elastischen Kollodions; dahinein taucht man Watte und plombirt damit den hohlen Zahn, nachdem man ihn vorher gereinigt und mittels eines in Aether getauchten Baumwollbäuschchens trocken erhalten hat.

112. Bleiwatte, *Gossypium saturninum.* Gereinigte Watte in kochendes Wasser getaucht, stark ausgedrückt und mit Bleiwasser begossen. Zum Einlegen in's Ohr, in die Vagina u. s. w.

113. Blutstillende Baumwolle, *Gossypium haemostaticum.* — Gute gereinigte Watte wird mit vierprocentiger Natronlösung gekocht, ausgewaschen, dann mit verdünnter Eisenchloridlösung getränkt, ausgedrückt und getrocknet. In gutverstöpselten Gefässen, bez. Fläschchen aufzubewahren.

114. Jodirte Baumwolle, *Gossypium jodatum.* 1 Th. Jod, 2 Th. Jodkalium, 16 Th. Glycerin und 4 Th. Alkohol: hiermit 16 Th. gereinigte Watte zu tränken und in wohlverschlossenen Gefässen zu bewahren. In die Vagina bei Uterus-Hypertrophien.

115. Brom-Inhalation. Ein Stück Badeschwamm wird getränkt mit einer Lösung von Bromkalium und Brom (āā 1 Th. in 500 Wasser) und mittels Papierdüte, wie beim Chloroformiren, vor Mund und Nase gehalten. Gegen Diphtherie empfohlen von Schütz und Gottwald.

III.

Körper-Maasse
verglichen mit den Gewichten.

A. Wasser,
chemisch reines, bei + 4° Cels. gemessen.

In Zeichen*).

1 Liter	1 Kubikdecimeter =	$l.$
1 Neukanne	1 Kilogramm =	$kg.$
1 Maass	2 Zollpfund.	
	1000 Gramm =	$g.$
	100 Neuloth.	
	34 Unzen.	
½ Liter	= 1 Schoppen.	
1 Deciliter	= 100 Gramm.	
	1 Hektogramm =	$hg.$
1 Centiliter	10 Gramm =	$g.$
	1 Dekagramm =	$dkg.$
	1 Neuloth.	
1 Milliliter	= 1 Gramm =	$g.$
1 Preuss. Quart etwa	1,145 Liter.	
	$1\frac{1}{7}$ Kilogramm =	$kg.$
	$2\frac{1}{5}$ Zollpfund.	
	39 Unzen.	
1 Dresdner Kanne etwa	1,87 Zollpfund.	
	935 Gramm =	$g.$
	32 Unzen.	
1 Dresdner Eimer	72 Dresdner Kannen.	
	60 Preuss. Quart.	
1 Mineralwassertrinkbecher etwa	150 bis 200 Gramm.	
	5 bis 7 Unzen.	
1 Tasse voll etwa	100 bis 150 Gramm.	
	3 bis 5 Unzen.	

---

*) Diese Zeichen entsprechen den von der Kaiserlich Deutschen Normal-Aichungs-Commission gewählten Kürzungen.

1 Esslöffel voll etwa . =	15 Gramm = g.
	½ Unze.
1 Kinderbreilöffel etwa . =	1 Dekagrammm = dkg.
	8 Skrupel.
1 Theelöffel etwa . . . =	4—6 Gramm.
	1—1½ Drachme (Quent.).
1 Tropfen etwa . . . =	4—6 Centig. = cg.
bei Tinkturen, äth. Oelen =	3 Centig. = 3 cg.
bei Aether etwa . . =	20 Milligramm = 20 mg.

In neuester Zeit sind von verschiedenen Aerzten sog. Einnehmegläschen zur Verwendung gebracht. Die Eintheilung nach Grammen (bis zu 15 Gramm) macht eine genauere Dosirung möglich als dieses bei Löffeln der Fall ist.

B. Trockene Stoffe,
besonders Pulver, Species und dergleichen.

1 Esslöffel, gestrichen voll =	8—15 Gramm.
	2 Drachmen (Quentchen).
	(Magnesia nur 2 Gramm.)
1 Theelöffel, gestrichen voll =	1—4 Gramm.
	1—3 Scrupel.
1 Messerspitze voll . . =	25—50 Centig. = cg.
	4—8 Gran.
1 Erbse gross etwa . . =	1 Decigramm = dcg.
	etwa 2 Gran.

IV. Maximaldosen
der Arzneimittel für Erwachsene, welche der Arzt laut Pharmacopoea Germanica beim Verschreiben ohne ! nicht überschreiten darf.

(Die Arzneimittel, von welchen die Pharmacopöe keine Maximaldosen angegeben hat, oder welche nicht in der Pharmacopöe enthalten sind, sind mit einem * bezeichnet.)

	Grammata	
	Dosis maxima singula	Dosis maxima pro die
*Acetum Colchici (seminis)	2,0	6,0
Acetum Digitalis	2,0	10,0
Acidum arsenicosum	0,005	0,02
Acidum carbolicum	0,1	0,5
*Acidum hydrocyanicum (2 proc.) .	0,05	0,2
*Aconitinum	0,004	0,02
Apomorphinum hydrochloricum .	0,01	0,05
Aqua Amygdalarum amararum .	2,0	8,0
*Aqua-Lauro-Cerasi	2,0	8,0
Argentum nitricum	0,03	0,2
*Atropinum	0,001	0,003
Atropinum sulfuricum	0,001	0,003
*Atropinum valerianicum	0,001	0,003
Auro-Natrium chloratum	0,05	0,2
*Barium chloratum	0,12	1,5
*Bromatum hydratum	2,0	4,0
Cantharides	0,05	0,15
Chloralum hydratum	3,0	6,0
Codeinum	0,05	0,2
Coffeïnum	0,2	0,6
*Colchicinum	0,005	0,02
*Coniinum	0,001	0,003
*Cuprum aceticum	0,1	0,4
*Cuprum oxydat. nigrum	0,3	1,0
Cuprum sulfuricum	1,0	—
*Cuprum sulfuricum ammoniatum	0,1	0,4
*Digitalinum	0,005	0,02
Extractum Aconiti	0,02	0,1
Extractum Belladonnae	0,05	0,2
Extractum Cannabis Indicae . . .	0,1	0,4

Maximaldosen der Arzneimittel. 155

	Grammata	
	Dosis maxima singula	Dosis maxima pro die
Extractum Colocynthidis	0,05	0,2
*Extractum Conii	0,18	0,5
Extractum Digitalis	0,2	1,0
*Extractum Fabae Calabaricae	0,02	0,06
*Extractum Gratiolae	0,6	2,0
Extractum Hyoscyami	0,2	1,0
*Extractum Lactucae	0,6	2,5
Extractum Opii	0,15	0,5
*Extractum Pulsatillae	0,2	1,0
*Extractum Sabinae	0,2	1,0
Extractum Scillae	0,2	1,0
*Extractum Secalis cornuti	1,0	5,0
*Extractum Stramonii	0,1	0,4
Extractum Strychni	0,05	0,15
*Extractum Strychni aquosum	0,2	0,6
*Extractum Toxicodendri	0,06	2,5
Folia Belladonnae	0,2	0,6
Folia Digitalis	0,2	1,0
*Folia Nicotianae (im Klystier 2,5)	0,25	1,0
Folia Stramonii	0,2	1,0
*Folia Toxicodendri	0,4	1,2
Fructus Colocynthidis	0,3	1,0
*Fructus Sabadillae	0,25	1,0
Gutti	0,3	1,0
Herba Conii	0,3	2,0
Herba Hyoscyami	0,3	1,5
Hydrargyrum bichloratum corrosivum	0,03	0,1
Hydrargyrum biiodatum rubrum	0,03	0,1
Hydrargyrum cyanatum	0,03	0,1
Hydrargyrum iodatum flavum	0,05	0,2
*Hydrargyrum nitricum oxydulatum	0,015	0,06
Hydrargyrum oxydatum	0,03	0,1
Hydrargyrum oxydatum via humida parat.	0,03	0,1
Jodoformium	0,2	1,0
Jodum	0,05	0,2
*Kali chromicum	0,025	0,15
Kreosotum	0,1	0,5
Lactucarium	0,3	1,0

156 Maximaldosen der Arzneimittel.

	Grammata	
	Dosis maxima singula	Dosis maxima pro die
*Liquor Hydrargyri nitrici oxydulati	0,1	0,5
Liquor Kalii arsenicosi	0,5	2,0
*Morphinum	0,03	0,1
*Morphinum aceticum	0,03	0,1
Morphinum hydrochloricum	0,03	0,1
Morphinum sulfuricum	0,03	0,1
*Narceïnum	0,1	0,5
*Narcoticum	0,3	1,5
*Natrum santonicum	0,8	2,5
*Nicotinum	0,001	0,003
*Oleum Amygdal. aethereum	0,03	0,15
Oleum Crotonis	0,05	0,1
*Oleum Sinapis	0,001	0,05
Opium	0,15	0,5
*Oxalium	0,15	1,0
Phosphorus	0,001	0,005
Physostigminum salicylicum	0,001	0,003
*Picrotoxinum	0,01	0,05
Pilocarpinum hydrochloricum	0,03	0,06
Plumbum aceticum	0,1	0,5
*Plumbum jodatum	0,6	2,0
*Radix Belladonnae	0,1	0,4
*Radix Hellebori viridis	0,3	1,2
*Rhizoma Veratri	0,3	1,2
Santoninum	0,1	0,3
*Scammonium	0,8	1,6
Secale cornutum	1,0	5,0
*Semen Hyoscyami	0,25	1,0
*Semen Sabadillae	0,3	2,0
*Semen Stramonii	0,25	1,5
Semen Strychni	0,1	0,2
*Stannum chloratum	0,05	0,5
*Strychninum	0,01	0,02
Strychninum nitricum	0,01	0,02
Summitates Sabinae	1,0	2,0
Tartarus stibiatus	0,2	0,5
Tinctura Aconiti	0,5	2,0
*Tinctura Belladonnae	1,0	4,0
Tinctura Cantharidum	0,5	1,5
Tinctura Colchici	2,0	6,0
Tinctura Colocynthidis	1,0	3,0

Gifte und Gegengifte.

	Grammata	
	Dosis maxima singula	Dosis maxima pro die
Tinctura Digitalis	1,5	5,0
*Tinctura Digitalis aetherea	1,0	3,0
Tinctura Iodi	0,2	1,0
Tinctura Lobeliae	1,0	5,0
Tinctura Opii crocata	1,5	5,0
Tinctura Opii simplex	1,5	5,0
*Tinctura Stramonii	1,0	3,0
Tinctura Strychni	1,0	2,0
*Tinctura Toxicodendri	1,0	3,0
Tubera Aconiti	0,1	0,5
Veratrinum	0,005	0,02
Vinum Colchici	2,0	6,0
*Zincum chloratum	0,015	0,1
*Zincum cyanatum (sine Ferro)	0,02	0,1
*Zincum lacticum	0,06	0,3
Zincum sulfuricum	1,0	—
*Zincum valerianicum	0,06	0,3

V. Gifte und Gegengifte.

Giftigwirkende und ätzende Mittel und die Haupt- und stellvertretenden Gegenmittel.

Giftig oder ätzend wirkendes Mittel.	Gegenmittel.	Stellvertretendes Gegenmittel.
Acid. hydrocyanic. Kalium cyanat. Aq. Amygdalar.	Aqua chlorata. Solutio calcariae hypochlorosae (4 Gr. Calcaria chlorata, 180 Gr. Aq. u. 10 gtt. Acid. hydrochloric.) Liq. Ammon. caust. dil. 16—20 gtt. in Schleim. *Diese Mittel werden theils innerlich gegeben, theils daraus Chlor und Ammon vorsichtig eingeathmet, dann auch wohl mässige Dosen Opium und Morphinum acet. verabreicht.*	Kalte Umschläge auf den Kopf. Kalte Begiessung. Reizende ausleerende Klystiere.

Gifte und Gegengifte.

Giftig oder ätzend wirkendes Mittel.	Gegenmittel.	Stellvertretendes Gegenmittel.
Acida. Acid. hydrochlor. „ nitric. „ sulfuric. „ phosphoric. Acida vegetabilia.	Lac Magnesiae. Aqua Calcis.	Kreide. Lauge a. d. Asche v. Laubholz. Seifenwasser. Schleimige ölige Getränke. Milch.
Acid. sulfuricum conc.	Eiweisslösung mit Magnesia usta. Oel mit Magnesia usta. Weiche Paste aus Magnesia usta und Wasser.	Kalte Begiessung. Ableitende Hautreizungen.
Acidum carbonic. Carboneum oxydat. (Kohlenoxydgas.)	Frische Luft, sowie Ammon. carbonic. pyrooleos. u. andere ähnliche Stoffe als Riechmittel. Sauerstoffgas.	Kalte Begiessungen und Waschungen. Reizende Einreibungen. Warme Fussbäder.
Acidum hydrosulfuratum. (Cloakenluft.)	Frische reine Luft. Riechen an Spiritus aetheris nitrosi; Calcaria chlorata.	
Alkalia caustica et carbonica. Kali, Natron. Ammon.	Acid. tartaricum. Acid. acetic. dilut. Succus Citri.	Essig. Emulsion. oleosae. Kalte Umschläge. Heisse Inhalationen von verdünntem Essig. Begiessungen über den Rückgrat.
Alkohol. Aether.	Emeticum. Riechen an Liq. ammon. caust.; Essigtropfen, stark mit Wasser verdünnt, einnehmen.	Trank von Soda-, Selters- oder kaltem Wasser.
Anilin und Anilinpräparate.	Emetica.	Lac Magnesiae.
Antimonialia. Tartarus stibiat.	Acid. tannicum.	Gerbstoffhaltige Abkochungen. Pulv. aërophorus. Schleimige Getränke mit Opium. Lauwarm. Wasser mit geschmolz. Butter.

Gifte und Gegengifte. 159

Giftig und ätzend wirkendes Mittel.	Gegenmittel.	Stellvertretendes Gegenmittel.
Argenti praeparata et salia. **Arsenicalia.** Arsenicum album.	Natrium chloratum. (Kochsalz.) Antidotum arsenici. Anfangs alle halbe, später alle Stunden einen Esslöffel zu nehmen. Lac Magnesiae.	Eiweisshaltige und schleim. Getränke. Schleimige Getränke. Eiweiss. Aqua Calcis. Milch.
Auri praeparata.	Acid. tannicum. Lac Magnesiae.	Eiweisshaltige Getränke.
Barytae praeparata.	Natrum sulfuricum. Magnesia sulfuric.	Schleimige Getränke. Holzasche.
Bismuthi praeperata.	Acid. tannicum.	Natrum bicarbonic.
Brandwunden.	Bestreichen mit Oleum lini, Aqua calcariae oder mit Glycerin. Eintauchen in Spiritus, oder eine Lösung von Natrium bicarb.	
unbedeutende.	Bepinseln mit Collodium.	
Bromum et Bromi praeparata.	Lac Magnesiae. Dünner Stärkemehlkleister.	Mehlbrei.
Calcaria usta.	Syrupus Sacchari. Natrum sulfuric. Natrum bicarbonic. Oleum olivarum.	Essig. Fette Oele. Schleimige Getränke.
In die Augen gespritzt.	Solutio sacchari eintröpfeln.	
Chloroformium.	Frische Luft. Kalte Umschläge auf den Kopf.	Selterwasser. Pulv. aërophorus.
Chlorum gasiforme.	Einathmen von Weingeistdunst oder Riechen an Spiritus aethereus nitrosus. Vorsichtiges Riechen an Schwefelwasserstoffwasser. Einnehmen von Alcohol oder Spiritus aethereus auf Zucker.	Trinken von Branntwein. Riechen daran. Olfactorium Hageri.
Chromates.	Eine Mischung aus	Schleimige Getränke.

Giftig oder ätzend wirkendes Mittel.	Gegenmittel.	Stellvertretendes Gegenmittel.
Acidum chromic.	Syrupus Sacchari und Ferrum pulveratum. Magnesia carbonica. Natrum bicarbonic.	Zuckerwasser. Milch.
Cupri praeparata.	Eine Mischung aus 9 Th. Ferrum pulverat. und 4 Th. Sulfur. subl. lotum. Lösung von Eiweiss in Zuckerwasser. Ferro-Kalium cyanatum flavum.	Lac Magnesiae mit Saccharum lactis. Eiweiss mit Wasser verdünnt.
Hydrargyri praeparata.	Eiweiss. Eine Mischung aus 7 Th. Ferrum pulverat. und 4 Th. Sulfur. subl. lotum, oder eine Mischung aus Eisenpulver mit Blattsilber und Honig.	Mehlbrei.
Jodum.	Dünner Stärkemehlkleister. Natrium thiosulfuricum 2,0 : 150,0 gelöst.	Mehlbrei.
Jodi praeparata.	Lac Magnesiae.	
Kreosot.	Eiweisslösung.	Schleimige Getränke.
Olea aetherea.	Sehr reichlich Emulsio oleosa trinken.	
Oxalium.	Kalkwasser. Kreide.	
Petroleum.	Sehr reichlich Emulsio oleosa trinken.	
Phosphorus.	Emeticum. Terpentinölemulsion mit Eigelb. Lac Magnesiae mit gleichviel Aqua chlorata gemischt. Solutio Calcariae hypochlorosae decanthatione parata (8 Grm. Calc. hypochlor., 400 Grm. Aq. und 10 gtt. Acidum hydrochl.). Lac Magnesiae.	Schleimige Getränke. Wasser mit Kreide. Mehlbrei. Kaltes Wasser. Terpentinöl, theelöffelweise mit Wasser und Eigelb durchschüttelt (1—2 stündl.).

Giftig oder ätzend wirkendes Mittel.	Gegenmittel.	Stellvertretendes Gegenmittel.
Plumbi praeparata. Lithargyrum.	Emeticum aus Zinc. sulfuric. Magnesia sulfurica mit Wasser oder eiweisshaltigem Wasser. Wasser mit Acid. sulfuric. dilut.	Kochsalz. Glaubersalz. Sulfur. praec. Gerbstoffhaltiger Aufguss. Eiweisshalt. Wasser. Milch.
Stanni praeparata.	Natrum bicarbonic. Lac Magnesiae. Acidum tannicum. Als Emeticum: Ipecacuanha, keine Kupferpräparate.	Eiweiss. Milch.
Venena animalia.	Emeticum und Purganz.	Wein.
Wurstgift. Käsegift. Fischgift.	Schwarzer Kaffee. Tannin. Liq. Ammon. carbonici.	Pflanzensäuren. Klystiere.
Cantharides.	Camphora mit Opium. Zu vermeiden fette Oele.	Blutegel in der Stirngegend.
Schlangenbisse. Biss toller Hunde.	Aetzen mit Liquor Ammon. causti. Kali caustic. Argent. nitric.; Kalium hypermangan.	
Ameisen-, Bienen- und Mückenstiche.	Liq. Ammon. caustic.	
Venena vegetabilia. Acria, narcotica et acria narcotica.	Emeticum aus Zinc. sulfuric. Acid. tannicum. Acid. citricum. Succus Citri. Aqua chlorata. Solutio Calcariae hypochlorosae. Schwarzer Kaffee. Reizende Einreibungen aus Aetzammon., mit Spirit. Sinapis.	(Bei Opium vergiftung: kalte Begiessungen, Aderlass, Purgantia, Aqua Amygd. amar. Bei Belladonna, Hyoscyamus u. Digitalis: Opium oder Morphin in stärkeren Dosen.) Gerbstoffhaltige Getränke. Kalte Umschläge auf den Kopf. Kalte Begiessungen. Abführ. Klystiere.

Giftig oder ätzend wirkendes Mittel.	Gegenmittel.	Stellvertretendes Gegenmittel.
Nux vomica.	Emeticum, Acid. tannicum. Mässige Dosen Opium oder Morphin.; nicht aber Citronsäure, Kaffee.	
Alkaloides.	Acid. tannicum (in nicht zu kleiner Gabe). Amylum jodatum.	
Nicotinübelkeit vom Rauchen.	Aceti 50,0, Aquae 200,0, Syrupi Sacchari 50,0. Die Hälfte auf einmal, dann alle 5 Minuten 1 Löffel voll.	
Zinci praeparata.	Acid. tannicum. Lac Magnesia.	Gerbstoffhaltige Getränke, Eiweiss. Natrum bicarbon.

Anmerkung.

In den meisten Fällen wird die Entfernung des Giftes aus dem Magen durch Erbrechen, entweder durch eine Brechmixtur oder durch Kitzeln des Schlundes verursacht, die erste Sorge sein.

Lac Magnesiae ist eine Mischung aus 2 Th. Magnesia usta mit 10 Th. dest. Wasser, welcher nach einmaligem gelinden Aufkochen 12 Th. Saccharum pulver. und 4 Th. Aq. Aurant. flor. angesetzt sind. Im Nothfalle genügt eine Mischung aus 1 Th. Magnesia usta und 6 Th. Aq. destill.

VI.
A. Saturations-Tabelle der Alkalien.

Es saturiren			Acetum	Acidum citricum	Acidum tartaric.	Succus Citri recens
			Grm.	Grm.	Grm.	Grm.
Ammon. carbon.	10	Grm.	169.0	10.84	12.54	135.2
„ „	5	„	84.5	5.42	6.27	67.6
„ „	4	„	67.6	4.32	5.	54.1
Kalii carbon. pur.	10	„	144.9	9.27	10.8	116.
„ „ „	5	„	72.45	4.13	5.4	58.
„ „ „	4	„	57.96	3.70	4.34	46.4
Liquor Kalii carb.	10	„	48.3	3.09	3.62	38.7
„ „ „	9	„	43.5	2.78	3.26	34.8
„ „ „	6	„	28.98	1.85	2.17	23.2
„ „ „	5	„	24.15	1.54	1.8	19.3
Kali bicarbonic.	10	„	100.	6.4	7.5	80.
„ „	5	„	50.	3.2	3.75	40.
„ „	4	„	40.	2.56	3.00	32.
Magnes. carbon.	10	Grm.	214.5	13.73	16.09	171.6
„ „	5	„	107.2	6.86	8.04	85.8
„ „	4	„	85.8	5.49	6.43	68.6
Natr. carbon. cryst.	10	„	69,99	4.47	5.24	56.
„ „ „	5	„	34.99	2.23	2.62	28.
„ „ „	4	„	27.99	1.78	2.09	22.4
Natr. bicarbonicum	10	„	199.	7.62	8.93	95.2
„ „	5	„	59.5	3.81	4.46	47.6
„ „	4	„	47.6	3.04	3.57	38.1

B. Saturations-Tabelle der Säuren.

Es saturiren			Ammon. carb.	Kalium carb.	Kalium bicarb.	Magnes. carb.	Natr. carb. cryst.	Natrum bicarb.
			Grm.	Grm.	Grm.	Grm.	Grm.	Grm
Acetum	100	Grm.	5.9	6.9	10.0	4.66	14.3	8.4
„	60	„	3.54	4.14	6.0	2.79	8.58	5.0
„	30	„	1.79	2.07	3.0	1.39	4.29	2.5
„	10	„	0.59	0.69	1.0	0.46	1.43	0,84
Acid. citricum	10	„	9.2	10.8	15.6	7.28	22.3	13.1
„ „	5	„	4.61	5.4	7.8	3.64	11.15	6.55
„ „	4	„	3.68	4.3	6.25	2.90	8.92	5.2
Acid. tartaric.	10	„	7.87	9.2	13.3	6.20	19,06	11.2
„ „	5	„	3.93	4.6	6.66	3.05	9.5	5.6
„ „	4	„	3.14	3.68	5.3	2.48	7.6	4.48
Succ. Citri rec.	100	„	7.37	8.62	12.5	5.82	17.9	10.5
„ „ „	60	„	4.42	5.17	7.5	3.49	10.7	6.36
„ „ „	50	„	3.68	4.31	6.25	2.91	8.95	5.25
„ „ „	10	„	0.74	0.86	1.25	0.58	1.79	1.05

Alphabetisches Sachregister.

A.

Acet. aromatic. 10.
— carbol. Lemair 49.
— colchici 97.
— destillat. 9.
— digitalis 100.
— opii 107.
— plumbi 31.
— purum 9.
— pyro-oleos. crud. 58.
— — — rect. 58.
— quatuor latron. 10.
— rubi idaei 11.
— scillae 92.
— vini 10.
Acid. acet. aromat. 10.
— — conc. 9.
— — dilut. 9.
— — glaciale 9.
— arsenicosum 41.
— benzoicum 75.
— boricum 9.
— carbolicum 57.
— chloro-nitrosum 7.
— chromicum 9.
— citricum 10.
— galactic. 10.
— hydrochlor. crud. 7.
— — dilut. 7.
— — pur. 7.
— hydrocyanatum 103.
— lacticum 10.
— nitricum crud. 7.
— — dilut. 7.
— — fumans 8.
— — pur. 7.
— nitroso nitric. 8.
— phenylic. crud. 57.
— — cryst. 57.
— — liquid. 57.
— phosphor. 8.
— — glaciale 9.
— — siccum 9.
— pyrogallicum 12.
— salicylicum 12.
— succinicum 12.

Acid. succinicum crud. 59.
— sulfuric. anglic. 8.
— — dilut. 8.
— — fumans 8.
— — pur. 8.
— sulfuros. liq. 143.
— tannicum 118.
— tartaricum 10.
— valerianicum 9.
Aconitinum 98.
Adeps benzoinat. 51.
— suillus 51.
Aerugo cryst. 36.
Aether 55.
— acetic. 55.
— butyricus 130.
— chlorhydric. chlor. 130.
— petrolei 57.
— vitrioli 55.
Aethiops mineralis 40.
Aethhylen. bromat. 56.
— chlorat. 56.
Agaricin 135.
Albrecht's bals. Tropfen 89.
Alkohol absolutus 54.
Alkoholate 146.
Alkohol sulfuris 5.
Aloe 87.
Alumen 21.
— calcinat. 21.
— tanninat. 148.
— ustum 21.
Alumina acet. solut. 17.
— hydrata 17.
Aluminium sulfuric. 21.
Ammoniacum 78.
— cuprico sulf. 35.
Ammonium bromatum 3.
— carbon. pur. 19.
— — pyro-oleos. 59.
— — solut. 19.
— chloratum 20.
— — ferratum 27.
— muriatic. 20.
— phosphor. 22.
Amygdalae 50.
— amarae 103.
Amylium nitrosum 55.

Alphabetisches Sachregister.

Amylum maranth. 44.
— tritici 44.
Anthracotheion 5.
Antidot. arsenici 25.
Antimon. sulf. nigr. 40.
Antipyrin 135.
Apomorphinum 107.
Aqua amygd. am. conc. 103.
— — — dilut. 103.
— anisi 60.
— aromatica 69.
—· calcariae 17.
— carbolisata 58.
— cephalica 69.
— cerasorum 104.
— chamomillae 70.
— chlorata 2.
— cinnamomi simpl. 63.
— — spirit. 63.
— communis 1.
— destillata 1.
— flor. aurant. 62.
— — naphae 62.
— foeniculi 60.
— foetida antihyst. 79.
— — compos. 79.
— — simplex 78.
— fortis 7.
— haemostatica Hager. 144.
— kreosoti 58.
— lauro cerasi 103.
— melissae 69.
— menthae crispae 68.
— — piperitae 67.
— — piperit. spirit. 67.
— mercurial. nigra 38.
— nigra 38.
— opii 105.
— oxymuriatica 2.
— petroselini 90.
— phagadaenic. flav. 38.
— — nigra 38.
— picis 58.
— pragensis 79.
— plumbi 31.
— — Goulardi 32.
— — spirituosa 32.
— regis 7.
— rosae 65.
— rubi idaei 65.
— salviae 70.
— sambuci 65.
— saturni 31.
— styptica Villate 31.
— tiliae 65.
— valerianae 71.
— vegeto min. Goulardi 32.
— vulnerar. spirit. 69.
— — Thedenii 8.
Araroba 125.

Arans Chloraether 130.
Arcanum duplicat. 21.
Argentum foliat. 36.
— nitric. cryst. 36.
— — fusum 37.
— — c. Kali nitr. 37.
— — mitigat. 37.
Argilla 17.
— pura 17.
Arkebusade 8.
Arrow Root 44.
Arsenic. album 41.
Atropin 110.
— sulfuric. 110.
Augsburg. Leb.-Essenz 89.
Aurum foliatum 41.
— natrio chlorat. 41.
Autenrieths Bleisalbe 33.
Avena excorticata 128.
Axungia porci 51.

B.

Baccae myrtilli 11.
— rubi idaei 11.
— sambuci 11.
Bacilli coerulei 127.
— cupri sulfur. 127.
Bahiapulver 125.
Ballhausen's Tropfen 89.
Balnea diversa 133—135.
Bals. arcaei 76.
— copaïv. 77.
— embryon. 69.
— nucistae 61.
— ophthalm. rbr. 38.
— — St. Yves 38.
— opodeldoc 18.
— peruvian. 76.
— sulfur. tereb. 5.
— tolutan. 77.
— vitae extern. 74.
— — Hoffmanni 77.
Baryta muriat. 19.
Baryum chloratum 19.
Benzin 56.
Benzoë 75.
Bismuth. hydrico nitric. 33.
— nitric. praec. 33.
— praecip. alb. 33.
— valerian. 33.
Boletus igniarius 123.
— laricis 89.
Bolussalbe 17.
Borax 22.
Brom 2.
Bromidum ammon. 3.
Bromuretum kalii 3.
— natrii 3.
Bulbus scillae 92

Butyli chloral-hydrat. 56.
Butyrum 52.
— antimonii 40.
— cacao 51.

C.

Cadmium sulfur. 35.
Calcaria carbon. praecip. 17.
— caustica 17.
— chlorata 2.
— chlorinica 2.
— hypochlorosa 2.
— muriatica 19.
— sulfuric. usta 124.
— usta 17.
Calcium chloratum 19.
— phosphoricum 22.
— sulfuratum 120.
Calomel 39.
Camala 89.
Camfora 72.
Cannabinon 109.
Cannabinum tannicum 109.
Cantharides 81.
Capita papaveris 105.
Capsules ctr. taeniam Schulzii 138.
— gelatinos. 128.
Carbo animalis 6.
— buxi 6.
— carnis 6.
— ligni 6.
— panis 6.
— pulverat. 6.
— spongiae 126.
— vegetabilis 6.
Carboneum sulfuratum 5.
— trichlorat. 130.
Cardoleum 82.
Caricae 48.
Carrageen 45.
Caryophylli 64.
Castoreum canadense 73.
— sibiricum 73.
Cataplasma ad decubitum 33.
Catechu 118.
Causticum antimon. 40.
— vindobonense 148.
Cera alba 52.
— flava 53.
Ceratum aeruginis 36.
— cetacei 52.
— — rubrum 52.
— Galenii 53.
— labiale 52.
— minii rubrum 32.
— myristicae 61.
— resinae pini 74.
— viride 38.
Cereoli explorat. 53.

Cereoli simpl. 53. 133.
Cereum oxalicum 126.
Cerevisia armorac. 142.
Cerussa 31.
Cetaceum 52.
— saccharat. 52.
Chamaeleon minerale 30.
Charta antarthritica 75.
— calabar. 132.
— nitrata 20.
— resinosa 75.
— sinapisata 80.
Chinidin. sulfuric. 122.
Chinin. bisulfuric. 121.
— ferro-citric. 29.
— hydrochlorat. 121.
— purum 120.
— sulfuric. 121.
— tannicum 121.
— valerianicum 121.
Chinoidinum 121.
Chloralhydratum 56.
Chlorgas 2.
— Räucherung 2.
Chlorodyne 135.
Chloroformum 56.
Chloroform. opodeldoc 147.
Chlorum solutum 2.
Choleratropfen 143.
Choulants Abführmittel 141.
Chrysarobin 124.
Chrysophansäure 124.
Cinchoninum 121.
— sulfuricum 121.
Cinnabaris 40.
Clouton's Hanf-Bromkaliummittel 142.
Cocain. muriat. 136.
Coccionella 91.
Codeinum 107.
Coffeinum 114.
Colchicinum 97.
Coldcream 52.
Colla piscium 43.
Collodium 123.
— cantharid. 82.
— ciner. 150.
— diachyl. 150.
— elainic. plumb. 150.
— elasticum 123.
— odontalgicum 150.
— ricinatum 123.
Colocynthid. praep. 88.
Colophonium 74.
Conchae praep. 17.
Conditum zingiberis 130.
Coniinum 104.
Cornu cervi rasp. 128.
Cort. cascarillae 116.
— cassiae cinnam. 62.

Cort. cassiae zeylanic. 62.
— Chinae 120.
— — calisaya 120.
— — fuscae 120.
— — ruber 120.
— cinnamomi acut. 62.
— condurango 112.
— frangulae 86.
— fruct. aurantii 115.
— — citri 62.
— — juglandis 122.
— granator. rad. 122.
— mezerei 80.
— quercus 132.
— salicis 122.
— simarubae 132.
— ulmi 120.
Cosmolineöl 53.
Cremor tartari 23.
— — solubil. 22.
Crocus 108.
Crotonchloralhydrat 56.
Cubebae 77.
Cuprum acetic. 35.
— aluminat. 35.
— oxydatum 35.
— sulfur. ammoniac. 35.
— — crudum 35.
— — purum 35.

D.

Daubitz Liqueur 90.
Decocta 1.
Decoctum sassaparillae comp. 96.
— Zittmanni fortior 96.
— — mitior 96.
Dentojoduretum hydrarg. 40.
Dextrin 44.
Digitalin 100.
Duftessig 10.

E.

Eau de Botot 68.
Elaeosacchara 47.
Elaterium 87.
Elaylum chloratum 56. 130.
Electuar. ctr. vermes 138.
— e senna 85.
— lenitiv. 85.
— londonens. 85.
— theriacum 106.
Elemi 76.
Elixir. acid. Halleri 8.
— ad longam vitam 88.
— amarum 115.
— aurant. comp. 115.
— bals. temperans 115.
— e succo liquirit. 18.

Elixir. paregoric. 106.
— pectoral. 18.
— proprietat. Paracels. 88.
— roburans Whytii 120.
— salutis 145. 86.
— visceriale Hoffm. 115.
— vitrioli Mynsichti 8.
Emeticum coloratum 83.
Emetomorphinum 107.
Emplastrum ad clavos pedum 147.
— ad fonticulos 32.
— adhaesivum 32.
— — anglic. 43.
— — Edinburgh. 32.
— album coct. 31.
— ammoniaci 78.
— aromatic. 61.
— belladonnae 109.
— Barbettae 16.
— cantharid. Albespeyre 82.
— — Janini 82.
— — ordinar. 81.
— — perpet. 82.
— cephalicum 106.
— cerussae 31.
— citrinum 74.
— conii 104.
— — maculat. 104.
— diachylon comp. 78.
— — simpl. 32.
— fonticulos 79.
— fuscum 33.
— — camforat. 33.
— galbani crocat. 78.
— — rubrum 108.
— helgolandic. 146.
— hydrargyr. cin. 37.
— hyoscyami 111.
— jodato saponat. 146.
— lithargyri comp. 78.
— — molle 32.
— — simpl. 32.
— matris album 32.
— meliloti 66.
— mezerei cantharid. 81.
— minii adustum 33.
— — rubr. 32.
— miraculosum 16.
— noricum 33.
— opiatum 106.
— oxycroceum 108.
— picis irritans 75.
— plumbi simplex 32.
— resolvens Schmuckeri 79.
— saponatum 16.
— — anglicum 16.
— — rubrum 16.
— stomachale 61.
— — berolin. 146.
— universale 33.

Emplastrum vesicator. Drouoti 81.
— viride 36.
Emulsiones 1.
— amygdal. comp. 111.
— copaïvae 142.
— Haschisch 142.
Ergotinum 102. 135.
Eserinum salicylat. 110.
Essentia aconiti 99.
— amara 66.
— belladonna 109.
— carminativ Wedeli 145.
— frangulae 86.
Euphorbium 80.
Expectorir-Mittel 141.
Extractum absinthii 117.
— aconiti 98.
— aloës 87.
— — ac. sulf. corr. 87.
— arnicae fl. 93.
— aurantii 115.
— belladonnae 109.
— calabaris 110.
— calami 116.
— cannabis ind. 109.
— cardui bened. 113.
— carnis 43.
— cascara sagrada 86.
— cascarillae 116.
— catholicum 84.
— centaur. min. 112.
— chamomillae 71.
— chelidonii 94.
— chinae aquosum 120.
— — spirit. 120.
— cinae 117.
— colocynthid. 88.
— — comp. 88.
— colombo 114.
— conii mac. 104.
— cort. rad. granat. 122.
— cubebar. aether. 77.
— digitalis 99.
— dulcamar. 101.
— farinae comp. sicc. 129.
— ferri pomatum 29.
— filicis aeth. 123.
— fol. juglandis 120.
— — pini 131.
— frangulae 86.
— fruct. juglandis 120.
— gentianae 112.
— graminis 49.
— gratiolae 89.
— grindeliae rob. 135.
— guajaci ligni 95.
— haemostat. Bonjean 102.
— helenii 94.
— hellebori virid. 98.
— Hyoscyami 111.

Extractum ipecacuanhae 83.
— lactucae viros. 101.
— lign. campechian. 49.
— liquiritiae 49.
— lupuli 108.
— malti 49. 129.
— — ferrat. 28.
— marrubii 116.
— martis pomat. 29.
— mezerei 80.
— millefolii 117.
— myrrhae 78.
— opii 105.
— panchymagogum 84.
— physostigmat. 110.
— pimpinellae 94.
— polygalae amar. 93.
— pulsatillae 99.
— quassiae 112.
— ratanhiae 119.
— rhei 88.
— — compositum 88.
— saturni 31.
— scillae 92.
— secalis cornut. 102.
— senegae 92.
— sennae 84.
— stramonii 111.
— strychni aq. 101.
— — spirituos. 102.
— taraxaci 113.
— trifolii 113.
— valerianae 71.

F.

Fabae calabaricae 110.
Farina fabarum 129.
— hordei praeparata 44.
— oryzae 129.
Fel tauri depur. sicc. 113.
— — inspissat. 113.
— — recens 113.
Ferro chininum-citricum 29.
— kalium cyanat. 29.
— — tartaric. 29.
Ferrum carbon. sacchar. 26.
— chloratum 26.
— citric. ammoniat. 29.
— — c. magn. citric. effervesc. 29.
— — oxydulat. 29.
— galacticum 29.
— hydricum in aqua 25.
— jodatum 26.
— — sacchar. 26.
— lacticum 29.
— muriat. oxydat. 26.
— — oxydulat. 26.
— oxydat. dialys. 127.

Alphabetisches Sachregister.

Ferrum oxydatum fuscum 25.
— — hydricum 25.
— — sacch. solub. 25.
— oxydulat. oxydatum 127.
— — phosphor. 28.
— phosph. c. ammon. citr. 28.
— pulverat. 25.
— reductum 25.
— sesquichlorat. 26.
— sulfuricum 28.
— — ammoniat. 28.
— sulfuratum 127.
Flores arnicae 93.
— aurantii 62.
— benzoës 75.
— chamomillae rom. 79.
— — vulg. 70.
— cinnae 117.
— kusso 123.
— lavendulae 66.
— macidis 61.
— malvae arb. 46.
— — vulg. 46.
— millefolii 116.
— oxyacanthae 130.
— primulae 46.
— pruni spinos. 132.
— pyrethri caucasici 93.
— rhoeados 108.
— rosae 65.
— sambuci 65.
— spartii scopar. 92.
— sulfuris 4.
— — . loti 4.
— tanaceti 117.
— tiliae 64.
Folia althaeae 46.
— aurantii 115.
— belladonnae 109.
— bucco 131.
— coca 136.
— digitalis 99.
— farfarae 46.
— hyoscyami 111.
— jaborandi 91.
— juglandis 122.
— lauro cerasi 103.
— malvae 46.
— matico 131.
— melissae 68.
— menthae crisp. 68.
— — piperitae 67.
— nicotianae 104.
— rosmarini 69.
— rutae 66.
— salviae 70.
— sennae 84.
— — spir. extr. 85.
— stramonii 110.
— toxicodendr. 99.

Folia trifolii 113.
— uvae ursi 119.
Formicae 91.
Formyl. trichloratum 56.
Fructus anisi stellati 60.
— — vulg. 60.
— aurantii immaturi 115.
— cannabis 108.
— capsici annui 80.
— cardamom. 64.
— cardui mariae 113.
— carvi 61.
— cerasa acida 11.
— ceraton. 48.
— citri 11.
— colocynthid. 88.
— coriandri 61.
— foeniculi 60.
— — aquat 101.
— — cretic. 60. 130.
— juniperi 90.
— lauri 72.
— lupuli 108.
— myrtilli 11. 120.
— papaveris 105.
— petroselini 90.
— phellandrii 101.
— piperis 131.
— rhamni catharticae 86.
— rubi idaei 11.
— sabadillae 98.
— sambuci 12.
— vanillae 61.
Fucus amylaceus 128.
— crispus 45.
Fungus igniarius 123.
— laricis 89.
Fumigatio chlori 2.

G.

Galbanum 78.
Gallae 119.
Gargarisma c. belladonna 148.
Gas chlori 2.
Gelatina 43.
— carrageen 45.
— lich. island. 114.
— — — sacch. 114.
Gemmae pini 73.
— populi 75.
Glandulae lupuli 108.
Globuli ad fontic. 133.
— digitalini Quevenne 100.
— Gräfii 140.
— martiat. 30.
Glycerin 49.
— sulfuros. 148.
Gossypium depurat. 124.
— haemost. 151.

Gossypium jodatum 151.
— saturnin. 151.
Granul. efferv. of Magn. citr. 24.
Graphitis depur. 126.
Grünspan 36.
Gummi ammoniaci 78.
— arabicum 44.
— Kügelchen 28.
Guttapercha 124.
— lamellata 124.
Gutti 89.

H.

Haller's Säure 8.
Harlemer Oel 5.
Hepar sulfuris 5.
— — calcin. 126.
Herba absinthii 117.
— botryos mexicanae 71.
— cannabis ind. 108.
— cardui benedict. 113.
— centaur. minor. 112.
— chelidoniae 94.
— chenopodii 71.
— cochlear. 64.
— conii mac. 104.
— fumariae 113.
— galeopsidis 116.
— geranii 132.
— gratiolae 89.
— hyssopi 116.
— jaceae 91.
— lactuc. vir. 100.
— linariae 100.
— lobeliae 83.
— majoranae 67.
— mari veri 130.
— marrubii 116.
— meliloti 61.
— millefolii 116.
— nasturtii 64.
— origani 130.
— polygalae 93.
— pulegii 68.
— pulsatillae 99.
— pyrol. rotundif. 133.
— scordii 130.
— serpylli 67.
— spilanthis 93.
— taraxaci 113.
— thymi 67.
— urticae urens 132.
— veronicae 66.
— violae tricol. 91.
Hirudines 123.
Hufeland's Brechmittel 143.
— Scrofelmittel 143.
Hydrargyrum amid. bichlorat. 39.
— bichlorat. corros. 39.

Hydrargyrum bijodat. rubr. 40.
— chloratum mite 38.
— — vapore parat. 38.
— cyanat. 39.
— depuratum 37.
— jodat. flav. 39.
— nitric. oxydul. 40.
— oxydat. rubr. 37.
— praecip. album 39.
— — nigrum 127.
— — rubrum 37.
— sulfurat. nigrum 40.
— — rubrum 40.

I.

Ichthyocolla 43.
Ichthyol 136.
Indicum 131.
Infusa 1.
Infusum laxativ. 85.
— sennae comp. 85.
Inhalatio bromat. 151.
Jod 3.
Jodkaliumwaschung 149.
Jodoform 4.
Joduretum kalii 4.

K.

Kairin 136.
Kal. aceticum 23.
— bicarbonicum 13.
— bitartar. 23.
— borussic. 30.
— bromat. 3.
— carbon. acidum 13.
— — crudum 13.
— — depuratum 13.
— — purum 13.
— caustic. fus. 13.
— chloricum 2.
— chromic. acid. rubr. 42.
— — neutr. fl. 42.
— ferro cyanatum 30.
— hydrobromicum 3.
— hydrojodat. 4.
— hydricum 13.
— hypermangan. 30.
— jodatum 4.
— muriat. oxygenat. 2.
— nitricum 20.
— oxymuriat. 2.
— permanganic. 30.
— sulfurat. 5.
— sulfuric. 21.
— tartaricum 23.
— — acidum 23.
— — boraxat. 22.
Kamala 89.

Kamalaharz 132.
Karmelitergeist 69.
Kermes minerale 41.
Kino 118.
Kosoin 118.
Kreosot 57.
Kreyssig's Abführpulver 141.
Küchenmeister's Bandwurmmittel 142.

L.

Lac sulfuris 5.
Lactucarium 101.
Lapis cancrorum praeparat. 126.
— divinus 35.
— infernalis 36.
— — mitis 37.
— ophthalmicus 35.
Laminaria 124.
Laudanum liquid. Sydenhami 106.
Laville's Gichtliqueuer 141.
Lichen islandicus 114.
Lignum campechian. 119.
— guajaci 95.
— juniperi 90
— quassiae 112.
— sanctum 95.
— sassafras 72.
Limatura martis 25.
Limonada haemostatica 144.
Linctus arnicae 143.
Linimentum ammoniac. 18.
— — camfor. 18.
— calcis 147.
— jodatum opiat. 147.
— saponat. camf. 19.
— — — liquid. 19.
— volatile 18.
— — camfor. 18.
Liquamen martis 27.
Liquor adstringens 31.
— alumin. acet. 17.
— ammonii acet. 23.
— — anisat. 18.
— — carbon. 19.
— — — pyro-oleos. 59.
— — caust. 18.
— — — spirit. 18.
— — succinici 59.
— anodynus mart. 27.
— — min. Hoffm. 55.
— — vegetab. 56.
— arsenical. Clementi 144.
— — Pearson 144.
— chlori 2.
— cornu cervi rectific. 59.
— — — succin. 59.
— corrosivus 31.
— cupri ammon. Küchleri 149.

Liquor Ferri acet. 29.
— — chlorati 26.
— — mur. oxydat. 27.
— — — oxydulat. 26.
— — oxychlorati 27.
— — sesquichlorat. 27.
— — sulfur. oxydul. 28.
— hollandicus 56.
— hydrarg. nitr. oxydul. 40.
— kali acet. 23.
— — arsenic. 42.
— — carbon. 13.
— — caust. 18.
— Mindereri 23.
— natri arsen. Pears. 42.
— — carbol. 58.
— — caust. 14.
— — chlorati 2.
— — hypochlor. 2.
— — silicici 127.
— plumbi subacet. 31.
— potasse 13.
— Ricordii 142.
— sedativ. Battley 106.
— stibii chlorati 40.
— vitriolat. 31.
Lithargyrum 32.
Lithion carbon. 16.
Lixivium caust. 13.
Lupulin 108.
Lycopodium 51.

M.

Macis 61.
Magnesia alba 16.
— borocitrica 137.
— carbon. 16.
— citrica efferv. 24.
— lactica 24.
— subcarbon. 16.
— sulfurica 21.
— sulfurosa 21.
— usta 16.
Mangan. hyperoxydat. 30.
— sulfuric. 30.
Manna 49.
Mastix 76.
Medulla 51.
Mel crudum 48.
— depuratum 48.
— rosatum 65.
Mercurius praec. album 39.
— solub. Hahnemanni 128.
— sublimatus 39.
— vivus 37.
Mica panis 129.
Milch, condensirte 128.
Minium 32.
Mixtura gummosa 45.

172 Alphabetisches Sachregister.

Mixtura oleosa balsam. 77.
— sulfur. acid. 8.
— vulneraria acid. 8.
Morphinum 107.
— acetic. 107.
— chlorale 142.
— hydrochlorat. 107.
— sulfuric. 107.
Moschus 73.
Mucilago cydonior. 45.
— gummi arab. 45.
— salep 44.
Mynsicht's Elixir 8.
Myrrha 77.

N.

Natrium aceticum 23.
— arsenicosum 43.
— benzoicum 15.
— biboracicum 22.
— bicarbonicum 14.
— bromat. 3.
— bromidum 3.
— carbonic. acid. 14.
— — crudum 14.
— — depurat. 14.
— — . — siccum 14.
— chloratum 19.
— hyposulfurosum 22.
— jodatum 4.
— muriaticum 19.
— nitricum 20.
— phosphoricum 22.
— salicylicum 15.
— santonicum 18.
— subsulfurosum 22. 127.
— sulfuricum 20.
— — siccum 20.
Natro-kali tartaric. 24.
— pyrophosph. ferrat. 28.
Naphtha acetica 55.
— vitroli 55.
Narcein 107.
Netsch's Magenessenz 90.
Nitrum cubicum 20.
— depuratum 20.
— tabulatum 127.
Nuces cacao 51.
— moshatae 61.
— vomicae 101.

O.

Oblaten 129.
Oelstiss 49.
Oleum absinthii aether. 117.
— — ping. 117.
— amygdalar. 50.
— — aether. 103.
— animale aether. 58.

Oleum animale Dippelii 58.
— — foetid. 58.
— anisi 60.
— anthos 69.
— arnicae 103.
— — flor. 93.
— aurant. cort. 115.
— baccar. juniperi 20.
— bergamottae 62.
— cacao 51.
— cadinum 58.
— cajeputi cr. 72.
— — rectific. 72.
— camforat. 72.
— cantharid. 81.
— carvi 61.
— caryophyllor. 64.
— castoris 83.
— chloroformii 146.
— chamomilla aether. 70.
— — infus. 70.
— cinnamomi cassiae 63.
— — zeylanici 63.
— citri 62.
— cocoïs 50.
— copaïvae 131.
— — aether. 77.
— cornu cervi 59.
— crotonis 80.
— flor. aurantii 62.
— foeniculi 60.
— fol. pini 131.
— hippocastani 129.
— hyoscyami coct. 111.
— jecoris aselli 52.
— juniperi empyr. 58.
— lauri express. 72.
— lavandulae 66.
— lini 50.
— — sulfurat. 5.
— macidis 61.
— majoranae 67.
— martis per deliq. 27.
— melissae 68.
— menth. crispae 68.
— — piper. 67.
— myristicae 61.
— nucistae 61.
— naphae 62.
— olivar. prov. 50.
— — viride 50.
— ovorum 52.
— papaveris 50.
— petrae 56.
— petroselini 90.
— phosphoratum 6.
— pini pumilionis 131.
— raparum 50.
— ricini 83.
— — santon. 144.

Alphabetisches Sachregister.

Oleum rosarum 65.
— rosmarini 64.
— rutae 66. 131.
— sabinae 102.
— salviae 70.
— serpylli 67.
— sinapis aether. 79.
— spicae aether. 66. 131.
— succini crudum 59.
— — rectificatum 59.
— tanaceti 117.
- tartari 13.
— terebinth. 74.
— — sulfurat. 5.
— thymi 67.
— valerianae 71.
— vitrioli 8.
Olibanum 76.
Opium 105.
Opodeldoc liquidum 19.
Ossa sepiae 126.
Ova gallinacea 43.
Oxymel colchici 97.
— scillae 92.
— simplex 10.

P.

Panis eucharistic. 129.
Paraffinum liquidum 53.
— solidum 53.
Paraguay-Roux 94.
Pasta cacaotica aromatica 129.
— — lich. island. 129.
— — sacchar. 129.
— guarana 114.
— gummosa 45.
— liquiritiae 49.
Paulinia sorbilis 114.
Pedunculi ceras. acid. 122.
Pepsinum 128.
— essenz 128.
Permanganicum potassae 30.
Petroleum crudum 56.
— rectificatum 57.
Phosphor 6.
Physostigmin. salicyl. 110.
Pilocarpinum hydrochloricum 91.
Pilulae acid. copaïv. 139.
— argenti nitrici 139.
— asiaticae 139.
— bals. copaïv. 139.
— benedicti Fulleri 89.
— bismuthi 140.
— contr. tussim 140.
— — vermes 140.
— ferri carbonici 26.
— — laxant. 140.
— — mangan. 139.
— — Valeti 26.

Pilulae haemostatic. 140.
— haschisch 140.
— hepaticae 140.
— hydragogae Janini 89.
— hydrargyri praecipit. 140.
— jalappae 87.
— imperatoriae 89.
— jodat. sapon. 140.
— laxantes Sellii 90.
— Morrison 89.
— odontalgicae 106.
— phenylatae 140.
— podophyllat. 139.
— purgantes 87.
— rhei tornat. 132.
— Ruffii 90.
— Strahlii 89.
— Tittmann 89.
Piper hispanicum 80.
Pix alba 73.
— liquida 58.
— navalis 74.
Placenta seminis lini 46.
Plumbago depuratum 126.
Plumbum acet. 31.
— carbon. 31.
— jodatum 4.
— oxydat. 32.
— scytodepsicum 33.
— tannic. pultif. 33.
Poculi ligni quassiae 132.
Podophyllin 132.
Podophyllotoxinum 136.
Potio Riveri 24.
Propylamin 130.
Protojoduretum hydrargyr. 39.
Pulpa tamarindor. 11.
Pulvis ad limonad. 11.
— ad potum 20.
— aerophorus anglic. 24.
— — e natro 24.
— — laxans 24.
— — mart. 138.
— ammon. chlor. cps. 138.
— aromaticus 63.
— arsenical. cosmi 42.
— calomel. fort. 137.
— contentus 129.
— ctr. hypochondr. 138.
— digestivus 138.
— Doweri 106.
— gummosus 45.
— Jamessii 137.
— ipecac. opiat. 106.
— liquirit. comp. 85.
— magnes. c. rheo 84.
— magnes. sulfurat. 138.
— natri carbon. 14.
— pectoral. curellae 85.
— Plummeri 137.

Pulvis refrigerans 20.
— — ph. Bad. 11.
— salicyl. c. talco 12.
— salis amari 21.
— sternutatorius albus 98.
— temperans 20.

R.

Racahout 129.
Radix alcannae 124.
— althaeae 46.
— angelicae 66.
— arnicae 93.
— artemisiae 71.
— bardanae 94.
— belladonnae 109.
— bryoniae 132.
— carlinae 116.
— caryophyllat. 116.
— colombo 114.
— helenii 94.
— hellebori viridis 98.
— ipecacuanhae 82.
— levistici 66.
— liquiritiae 48.
— ononidis 91.
— pimpinellae 94.
— pyrethri 93.
— ratanhae 119.
— rhei 83.
— saponariae 95.
— sassaparillae 95.
— scammonii 87.
— senegae 92.
— serpentariae 72.
— taraxaci 113.
— valerianae 71.
Reisepulver 138.
Resina abietina 58.
— benzoës 75.
— damarum 46.
— draconis 118.
— empyreumatica 58.
— — solida 74.
— faginae 58.
— guajaci 95.
— jalappae 87.
— lithanthracis empyr. 130.
— pini 73.
— scammonii 87.
Rhizoma asari 83.
— calami 116.
— caricis 94.
— chinae 95.
— curcumae 64.
— filicis 123.
— galangae 64.
— graminis 49.
— imperatorii 66.

Rhizoma irid. florent. 65.
— ostruthii 66.
— tormentillae 119.
— veratri alb. 97.
— zedoariae 64.
— zingiberis 63.
Romershausens Augenessenz 60.
Roob antisyphiliticum 96.
— juniperi 90.
— Lafecteur 96.
— sambuci 12.
Rose's Gewürzessig 10.
Rothe's Bräunetinctur 148.
Rotulae menth. pip. 67.
Rulands Balsam 5.

S.

Saccharum 47.
— ferratum 25.
— lactis 47.
— saturni 31.
Sal amarum seu anglicum 21.
— ammoniaci 20.
— carolinens. fact. 21.
— essentiale tartari 10.
— Glauberi 20.
— mirabilis Glauberi 20.
— polychrestum Seignette 24.
— sedativ. Hombergii 9.
— succini 50.
— — volatile 12.
— thermar. carol. 21.
— volatile 19.
— — anglic. 148.
— — cornu cervi 59.
Salicin 122.
Salmiakmixtur 141.
Sandarac 76.
Sanguis draconis 118.
Santonin 117.
Sapo domesticus 15.
— hispanicus 15.
— jalapinus 87.
— kalinus 14.
— — venalis 14.
— medicatus 15.
— mercurialis 37.
— oleaceus 15.
— sebaceus 15.
— terebinth. 74.
— venetus 15.
Schwefelbalsam 5.
— waschung Hebra 144.
Schwitzmittel 144.
Scott'sche Fussbäder 7.
Sebum 51.
Secale cornutum 102.
Semen amygdalar. 50.
— cacao 51.

Semen cardamomi 64.
— colchici 97.
— cydoniae 45.
— cynosbati 92.
— foenu graeci 45.
— hordei excortic. 129.
— hyoscyami 10.
— lini 46.
— myristicae 61.
— papaveris 50.
— physostigm. 110.
— quercus tost. 119.
— sinapis 79.
— — alba 131.
— — russicum 131.
— stramonii 110.
— strychni 101.
Serum lactis acidum 48.
— — alumin. 38.
— — dulce 48.
— — tamarind. 38.
Siliqua dulcis 48.
— vanillae 61.
Sinapismus 79.
Solutio Fowleri 42.
— magnes. bisulfurosae Schottin 142.
Species ad cataplasma 72.
— ad decoct. lignor 95.
— aromaticae 69.
— diatragacanth. 45.
— emolliens 71.
— gargarismat. 46.
— laxantes St. Germain 85.
— — Schrammii 86.
— lignor. laxant. 95. 137.
— pectoral. laxant. 86.
— pro clysma 137.
— pro cucuphis 69.
— resolvent. 71.
Sperma ceti 52.
Spiritus acetico aeth. 56.
— aethereus 55.
— aether. chlorati 55.
— — nitros. 55.
— ammon. caust. Dzondii 18.
— angelicae comp. 66.
— anthos 69.
— arnicae dest. 131.
— camforatus 72.
— chlorati aeth. 55.
— cochleariae 64.
— coloniensis desinfect. 149.
— cupri perchlorat. 150.
— ferri chlorati aether. 27.
— formicar. 91.
— frumenti 54.
— juniperi 90.
— lavendulae 67.
— melissae compos. 69.

Spiritus menthae crisp. anglic. 68.
— — pip. angl. 67.
— Mindereri 23.
— muriat. aether. 55.
— nitrico aether. 55.
— nitrico dulc. 55.
— nitric. fumans 8.
— rectificatus 54.
— rosmarini 69.
— salis 7.
— — dulcis 55.
— — ammon. caust. 18.
— saponat. 15.
— sinapis 79.
— sulfur. aether. 55.
— — — martiatus 27.
— theriacalis 66.
— veratrini 150.
— vini cognac 54.
Spongiae ceratae 124.
— compressae 124.
— marinae 124.
— ust. 125.
Spulwurmmittel 142.
Stibio kali tartaricum 41.
Stibium sulfurat. aur. 41.
— — nigr. cr. 40.
— — laevig. 40.
— — rubeum 41.
Stipites dulcamar. 101.
Strobili lupuli 108.
Strychnin. nitric. 102.
— purum 102.
Styrax liquida 76.
Succinum 59. 75.
Succus citri 11.
— juniperi 90.
— liquirit. 48.
— sambuci 12.
Sulfur. aurat. 41.
— carbon. 5.
— depur. lot. 4.
— jodatum 4.
— praecipit. 5.
— sublimatum 4.
Summitates sabinae 102.
Syrupus althaeae 46.
— amygdal. 51.
— armorac. 143.
— bals. peruv. 76.
— calcar. phosphor.-lact. 143.
— capillor. veneris 62.
— cerasor. 11.
— chamomillae 70.
— cort. aurant. 115.
— croci 108.
— crotonis 143.
— diacod. 105.
— emulsivus 51.
— ferri jodati 26.

Syrupus ferri oxyd. sol. 25.
— flor. aurant. 62.
— foeniculi 60.
— gummosus 45.
— ipecacuanh. 82.
— liquiritiae 48.
— mannae 49. 85.
— menthae crisp. 68.
— — piper. 68.
— opiatus 105.
— papaveris 105.
— rhamni cathart. 86.
— rhei 84.
— rhoeados 108.
— rubi idaei 11.
— sassaparillae compos. 96.
— senegae 93.
— sennae 85.
— — cum manna 85.
— simplex 47.
— succi citri 11.

T.

Tabletta catechu 133.
Tabulae gelatinae 128.
Taffetas vesicans 81.
Talcum venetum 148.
Tartarus boraxat. 22.
— depurat. 23.
— ferrat. 30.
— natronat. 24.
— stibiatus 41.
— tartarisat. 23.
— vitriolatus 21.
Terebinth. communis 74.
— laricina 74.
Terra cryst. tartar. 23.
— foliat. tart. 23.
— japonica 118.
— ponderosa 19.
Theden's Schusswasser 8.
Theïn 114.
Thomas Brandwundenwasser 146.
Thymol 136.
Tinctura absinthii 117.
— aconiti 99.
— aloës 88.
— — acid. 88.
— — comp. 88.
— amara 112.
— antasthmatica 145.
— arnicae 93.
— aromatica 63.
— — acid. 8.
— asae foetidae 79.
— aurant. 115.
— aurea Lamotti 27.
— bals. peruv. 77.
— belladonnae 109.

Tinctura benzoës 75.
— — comp. 75.
— calami 116.
— cannabis ind. 109.
— cantharid. 81.
— capsici 80.
— cascarillae 116.
— castor. canadensis 73.
— — sibir. 73.
— catechu 118.
— chelidonii 94.
— chinae 120.
— — comp. 120.
— chinioidini 120.
— — ferrat. 145.
— cinnamomi 63.
— colchici sem. 97.
— — spir. Eisenmanni 145.
— ctr. choler. russ. 145.
— croci 108.
— digitalis 100.
— — aether. 160.
— diuretica 144.
— eucalypti glob. 132.
— euphorbii 80.
— ferri acet. aether. 29.
— — chlorati 27.
— — — aether. 27.
— — Klapproth 29.
— — mur. oxydul. 27.
— — pomati 30.
— formicarum 91.
— gallarum 119.
— gentianae 112.
— gingivalis Botot 68.
— guajaci 95.
— — ammon. 95.
— hellebori albi 97.
— — virid. 98.
— jalapae 87.
— jodi 3.
— — decolor. 3.
— ipecacuanhae 82.
— Kino 118.
— lobeliae inflatae 83.
— macidis 61.
— martis pom. 30.
— moschi 73.
— myrrhae 78.
— opii benz. 106.
— — croc. 106.
— — simplex 105.
— pimpinellae 94.
— pini compos. 75.
— pyrethri 93.
— quassiae 112.
— ratanhae 119.
— — salic. Beschorneri
— rhei aquos. 84. [143.
— — Darelii 84.

Alphabetisches Sachregister.

Tinctura rhei vinosa 84.
— scillae 92.
— — kalina 92.
— secalis cornuti 102.
— sennae composita 86. 145.
— spilanth. comp. 94.
— stomachica c. chinin. 145.
— stramonii 110.
— strychni 101.
— strychni aether. 101.
— thujae 103.
— tonico-nervina Bestuscheffii 27.
— toxicodendr. 99.
— valerian. aether. 71.
— — simplex 72.
— vanillae 62.
— zedoariae comp. 145.
— zingiberis 63.
Tragacantha 45.
Traumaticin 150.
Trimethylamin 130.
Tropfen gegen Nachtschweiss 145.
Trochisci 47. 83.
— magnesiae ustae 66.
— morfii 107.
— natr. bicarbon. 15.
— purgantes 90.
— santonini 118.
— vichy 15.
Tubera aconiti 98.
— jalappae 86.
— salep 44.
Turiones pini 73.

U.

Unguentum acre veter. 81.
— — Würzburg. 81.
— ad fonticulos 81.
— alb. camfor. 31.
— — simplex 31.
— arsenic. Hellmundi 42.
— basilicum 74.
— belladonnae 110.
— cantharidatum 81.
— cereum 53.
— cerussae 31.
— — camfor. 31.
— conii 104.
— de uvis 53. 147.
— diachylon Hebrae 32.
— digestivum 74.
— digitalis 100.
— elemi 76.
— emolliens 52.
— epispasticum 81.
— flavum 53.
— glycerini 49.
— hamburgense 147.

Unguentum hydrargyr. album 39.
— — cinereum 37.
— — rubrum 38.
— hyoscyami 111.
— irritans 81.
— kalii jodati 4.
— leniens 52.
— linariae 100.
— majoranae 67.
— mezerei 80.
— Moldau 147.
— neapolitan. 37.
— nervinum 69.
— nutritum 32.
— ophthalmicum compositum 38.
— — rubrum 38.
— opiatum 106.
— oxygenatum 51.
— paraffini 53.
— plumbi 32.
— — carbon. 31.
— — tannici 33.
— populeon 75.
— rosatum 65.
— rosmarini comp. 69.
— sabinae 103.
— saturni 32.
— scytodepsic. 33.
— Stempelii 147.
— sulfuratum compositum 5.
— — simplex 5.
— tartari stib. 41.
— terebinth. 74.
— — compos. 74.
— Wilsonii 147.
— zinci 34.

V.

Vanilla saccharata 61.
Vaselinöl 53.
Vaselinum flav. 54.
Veratrinum 97.
Vinum antimonii Huxhami 41.
— aromatica 69.
— camforat. 72.
— chinae 120.
— colchici 97.
— diuretic. Trousseau 144.
— emeticum 41.
— ferratum 127.
— generos. alb. 54.
— — rubrum 55.
— hungaricum 55.
— ipecacuanhae 83.
— rhei 84.
— stibiatum 41.
— Xerense 55.
Viride aeris 36.

Vitriolum martis 28.
— zinci 34.

W.

Waschspiritus 148.

Z.

Zahnbrandtropfen 149.
Zahntropfen Blaces 149.

Zahntropfen Jowanowits 149.
Zincum aceticum 34.
— borussicum 34.
— chloratum 34.
— ferro cyanat. 34.
— lacticum 34.
— oxydatum purum 34.
— — venale 34.
— sulfo carbol. 34.
— sulfuricum 34.
— valerianicum 35.

Berichtigungen.

S. 75, Z. 4 v. o.: anthireumatica muss heissen antirheumatica.
S. 89, Z. 6 v. u.: Jenini muss heissen Janini.

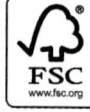

MIX
Papier aus verantwortungsvollen Quellen
Paper from responsible sources
FSC® C105338

If you have any concerns about our products,
you can contact us on
ProductSafety@springernature.com

In case Publisher is established outside the EU,
the EU authorized representative is:
**Springer Nature Customer Service Center GmbH
Europaplatz 3, 69115 Heidelberg, Germany**

Printed by Libri Plureos GmbH
in Hamburg, Germany